# CONTRIBUTION A L'ÉTUDE

DES

# PARALYSIES

# NÉVRITIQUES

# DE LA COQUELUCHE

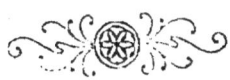

## TOULOUSE

CH. DIRION, LIBRAIRE-ÉDITEUR

50, RUE SAINT-ROME, 50

—

1906

Docteur G. LAFAGE

# CONTRIBUTION A L'ÉTUDE

## DES

# PARALYSIES

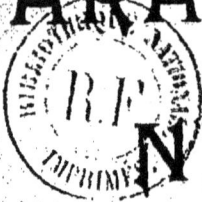

# NÉVRITIQUES

# DE LA COQUELUCHE

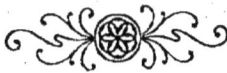

TOULOUSE

CH. DIRION, LIBRAIRE-ÉDITEUR

50, RUE SAINT-ROME, 50

—

1906

# AVANT-PROPOS

----

L'idée de ce travail nous fut donnée par M. le Docteur Sorel, chef des travaux, dont les conseils ont été pour nous d'un secours précieux. Une observation recueillie par lui dans le service d'électrothérapie de l'Hôtel-Dieu, dirigé par M. le Professeur Marie, en est le point de départ. Nous le remercions ici de son gracieux concours, ainsi que des marques de sympathie qu'il nous a témoignées en plusieurs circonstances ; nous sommes heureux de profiter de l'occasion qui nous est offerte pour lui exprimer notre profonde gratitude.

Nous avons fait nos débuts en médecine dans le service de M. le Professeur Mossé et dans celui de M. le Professeur Caubet ; les causeries si instructives de M. le Professeur agrégé Morel complétèrent notre instruction. C'est à M. le Professeur Frenkel que nous devons nos connaissances en ophtalmologie; à M. le Professeur Bézy, nos connaissances en pédiatrie. M. le Professeur Audebert fut notre maître en obstétrique; nous leur adressons nos remerciements pour l'enseignement qu'ils nous ont donné.

Nous remercions aussi tous nos autres maîtres de la Faculté et des Hôpitaux, qui nous ont fait part de leur savoir.

Nous prions M. le Professeur agrégé Mériel de croire à toute notre reconnaissance, pour les témoignages de bienveillante amitié qu'il nous a manifestés au cours de nos études.

Les vieilles relations de famille qui nous unissent à M. le Docteur Jules Basset, professeur honoraire à la Faculté de médecine de Toulouse, les conseils intelligents et expérimentés, l'appui toujours gracieux et dévoué qu'il nous a prodigués pendant tout le cours de notre vie d'étudiant, font que nous avons contracté envers lui une dette énorme de reconnaissance; qu'il reçoive ici tous nos remerciements.

M. le Professeur Rémond a bien voulu accepter la présidence de notre thèse; nous le remercions du grand honneur qu'il nous fait, ainsi que de l'intérêt qu'il nous porte.

# INTRODUCTION

---

Les écrits des médecins de l'antiquité ne donnent aucun renseignement sur la coqueluche, qui n'apparut en France qu'à la fin du quinzième siècle. Mais, à cette époque-là, grippe et coqueluche étaient confondues ensemble.

Bailly, le premier, les différencia et appela la coqueluche : *tussis quinta*. Malgré cela, on continua, après lui, à les confondre de nouveau, jusqu'à la description de Thomas Willis (1682). Enfin, Sydenham, en 1879, attribua à chacune de ces deux maladies ses caractères propres.

Nombreux sont aujourd'hui les auteurs qui ont étudié la coqueluche, et, parmi ces travaux, il convient de signaler ceux de Trousseau (cliniques de l'Hôtel-Dieu).

Quelle est la nature de la coqueluche ?

Au point de vue pathogénique, deux théories

ont été en présence : une théorie nerveuse et une théorie infectieuse.

La première de ces deux théories considère la coqueluche comme une névrose des voies respiratoires frappant surtout le nerf laryngé supérieur. G. de Mussy admettait que les ganglions trachéo-bronchiques hypertrophiés irritaient ce nerf. Enfin, les mucosités accumulées sur les cordes vocales provoquaient la quinte, d'après Beau.

La théorie infectieuse est celle qui, aujourd'hui, est le plus généralement admise. D'ailleurs, à ne s'en rapporter qu'à l'observation clinique, cette affection évolue absolument de la même façon que les autres maladies infectieuses. Elle est contagieuse et se transmet d'un enfant à l'autre, soit directement, soit, mais plus rarement, par contage indirect.

La coqueluche serait contagieuse dès le début, et pendant toute la période spasmodique.

La durée de cette contagiosité, suivant les cas, varie entre un mois, six semaines, deux mois.

La coqueluche récidive rarement, et, le plus souvent, une première atteinte confère l'immunité.

Nous ne parlerons pas des lois cliniques qui régissent l'évolution de cette maladie ; il suffit, pour les connaître, de s'en rapporter aux traités qui la décrivent ; qu'il nous suffise de savoir que, comme dans toutes les maladies infectieuses, les petits malades présentent une élévation de température.

Tout prouve donc le caractère infectieux de cette maladie qui procède par épidémies et se montre nettement contagieuse, qui présente une marche cyclique manifeste et qui confère l'immunité par une première atteinte.

Tous ces faits, absence de spontanéité, transmissibilité, son évolution, indiquent que la maladie est sous la dépendance d'un microbe. Nous ne parlerons pas ici des recherches qui ont été faites pour déterminer la nature de cet agent pathogène, nous réservant de revenir sur ce sujet dans un autre chapitre. Il nous suffit d'avoir, par ces quelques considérations cliniques, établi la nature infectieuse de la maladie; d'ailleurs, cette infection se manifeste non seulement au cours de l'affection qui nous occupe, mais aussi dans ces complications et, en particulier, dans les paralysies névritiques qui ont été observées par quelques auteurs.

Ces paralysies névritiques sont l'analyse des névrites infectieuses survenues au cours d'autres maladies, telles que la fièvre typhoïde, par exemple. Nous voyons, en effet, au nombre des complications de celle-ci, survenir des névrites dues à l'action du poison typhique sur les neurones périphériques. Les névrites existent aussi dans la scarlatine (Thomas), dans la variole (Jouffroy), dans la diphtérie.

Il faut donc admettre que les paralysies névritiques de la coqueluche, survenant dans des conditions identiques à celles qui entourent ces complications dans les autres maladies infectieuses,
ont la même origine, la même cause que dans ces
autres maladies, c'est-à-dire l'action nocive
directe ou indirecte d'un agent infectieux.

# HISTORIQUE

----

Nous allons d'abord essayer de tracer l'historique des névrites en général, puis, spécialement, des névrites de la coqueluche.

C'est à Duménil, de Rouen, que revient le mérite d'avoir conçu nettement la possibilité d'une névrite périphérique de cause interne. Quoiqu'il ait eu dans cette voie des précurseurs dont il cite les travaux : Graves, Gubler, Charcot, Vulpian, Rokitansky, il peut être considéré comme l'initiateur en la matière.

C'est en 1864 qu'il publie un travail dont le titre est le suivant : *Paralysie périphérique du mouvement et du sentiment portant sur les quatre membres; atrophie des rameaux nerveux des parties paralysées.*

Dans l'ol  vation sur laquelle il s'appuie, et dont nous empruntons le résumé au *Traité de médecine* de Charcot et Bouchard, il s'agit d'un homme de soixante-onze ans, qui a éprouvé des fourmillements dans les orteils, de l'engourdisse· ment dans le pied gauche et le membre supérieur droit ; quelques jours après, le bras gauche se prend, puis le pied droit. Les troubles vont en s'accentuant, et, quelques semaines plus tard, les mouvements de la main sur l'avant-bras deviennent difficiles, surtout à droite, les muscles de la main gauche sont affaiblis, ceux de la main droite presque paralysés. La contractilité des flé-chisseurs est abolie à droite, diminuée à gauche, celle des muscles de l'éminence thénar et des interosseux est abolie des deux côtés. A la main, quelques plaques d'anesthésie. Paralysie complète des orteils et des pieds, qui sont ballants. Les muscles des jambes sont atrophiés et ne réagissent plus aux courants faradiques. Anes-thésie assez étendue de la face dorsale et plantaire des pieds remontant sur le côté externe des jambes. Le malade éprouve de l'engourdissement des membres paralysés et des picotements comparables à ceux d'une épingle. Irrégularité des battements cardiaques. Deux mois après, le malade meurt d'une pneumonie latente.

Duménil et Ponchet constatèrent à l'autopsie des altérations très prononcées des nerfs. D'où probabilité d'une névrite périphérique. A l'œil nu, les racines spinales et la moelle ont paru saines, mais il n'y a pas eu d'examen histologique.

Duménil fit paraître, en 1866, un second tra·
vail : *Contribution pour servir à l'histoire des
paralysies périphériques et spécialement de la
névrite*. Il y fait remarquer la tendance que l'on
a à attribuer les troubles paralytiques, observés
jusqu'à ce jour, à des lésions des centres, cerveau
ou moelle ; quant à lui, il a la conviction intime
qu'il s'agit souvent de névrites périphériques,
avec intégrité du système nerveux central. Il
cite encore d'autres observations à l'appui de
cette thèse, mais aucune n'a été suivie d'au·
topsie ; celle que nous résumons plus haut est
la seule qui fut contrôlée par un examen *post
mortem*.

Quoi qu'il en soit, Duménil a eu, le premier, la
conception de ces altérations primitives du sys·
tème nerveux périphérique, et a eu le mérite
d'émettre nettement ces idées là-dessus.

Malheureusement, ses travaux n'eurent aucun
écho et tombèrent dans l'oubli.

Ce n'est qu'en 1870 que quelques observations
furent publiées, qui offraient bien le tableau des
névrites périphériques. Celle de Lancereaux, qui
parut à cette époque *(Atlas d'anatomie pathologique)*, est des plus intéressantes à cet égard. Il
s'agit d'un vannier de vingt-six ans, qui, effrayé
par un coup de tonnerre, eut de la fièvre pendant
deux semaines, avec diminution des forces dans
le bras et la jambe gauches ; puis, plus tard,
affaiblissement du côté droit, le tout sans mani·

festations douloureuses. Des déformations s'ensuivirent, causées par l'atrophie des muscles
atteints. Le malade mourut cinq ans plus tard de
phtisie pulmonaire. M. Pierret, à l'autopsie,
constata l'intégrité de la moelle et une dégénérescence des nerfs destinés aux muscles atrophiés, dont l'intensité allait en décroissant de la
périphérie au centre.

Dans la thèse de Gros (Lyon, 1879), nous trouvons une observation, due à MM. Desmos et
Pierret, qui parle d'un homme de cinquante six
ans, déjà atteint d'insuffisance mitrale, dont les
deux pieds furent le siège de fourmillements et de
douleurs très accusées, et qui présenta de l'atrophie musculaire des membres inférieurs.

Les muscles de la main furent atteints quinze
jours après, ils étaient très affaiblis; des douleurs
se manifestèrent dans le membre supérieur; il
existait de l'anesthésie locale. Le malade fut
atteint de perte passagère de la vision. Enfin, tout
le corps fut envahi par l'affaiblissement musculaire, les douleurs s'accrurent dans les membres
et la mort s'ensuivit par asphyxie.

Pas de lésions médullaires à l'autopsie, mais
on constata de l'hypertrophie du cubital et du
tibial postérieur gauches. Au microscope, on
trouva une névrite parenchymateuse et intersti-
tielle disséminée.

Un Mémoire de M. Joffroy parut la même année : *De la névrite parenchymateuse spontanée*

*généralisée ou partielle.* Il cite, dans ce Mémoire, l'observation suivante, qui est de Pierret :

« Une femme tuberculeuse de trente-trois ans, chez laquelle on remarque des troubles intellectuels très prononcés, présente un affaiblissement avec atrophie des membres inférieurs, puis supérieurs. En outre, les membres inférieurs sont atteints de la perte de la notion de position.

« L'atrophie musculaire marcha rapidement, aux membres supérieurs surtout. La malade mourut de son affection pulmonaire.

« A l'autopsie, la moelle est saine, mais les nerfs périphériques sont atteints de névrite parenchymateuse. »

Eisenlohr publie, la même année, une observation de névrite parenchymateuse chez un tuberculeux :

« A l'autopsie, la moelle fut trouvée saine ; les sciatiques étaient atteints de névrite. »

Toujours, en 1879, Leyden, de Berlin, fit paraître un Mémoire sur la poliomyélite et la névrite contre la doctrine qui prétendait faire dépendre toute paralysie atrophique d'une lésion des cornes antérieures de la moelle et émit cette opinion que, dans bien des cas, ces troubles étaient dus à des lésions des nerfs périphériques. Il admettait, cependant, la possibilité d'une atteinte de la moelle et le mélange des deux processus.

Leyden ajoutait, aux cas publiés antérieurement, deux nouvelles observations dont le type

était absolument comparable à celles déjà publiées. Chez ces deux malades, l'examen nécros-
copique fit découvrir des altérations des nerfs des
plus caractérisées, tandis que la moelle ne présentait aucune lésion.

Tous ces faits, qui commençaient à établir la
possibilité de lésions périphériques des nerfs, in-
dépendamment de toute autre lésion médullaire
ou centrale, n'empêchèrent pas l'Ecole de la Sal-
pêtrière d'émettre cette notion : qu'une amyotrophie diffuse, frappant en masse un grand
nombre de muscles à la fois, précédée par de
la paralysie motrice avec affaiblissement ou abolition de l'excitabilité électrique des nerfs et des
muscles, ne pouvait dépendre que d'une altération de la substance grise des cornes antérieures.

C'est ce qui faisait dire à Charcot, dans une de
ses leçons :

« Je ne sache pas qu'il existe, quant à présent,
« en dehors du saturnisme, un exemple bien
« avéré d'amyotrophie généralisée relevant d'une
« altération des nerfs périphériques ; je n'ignore
« pas que, sous le nom d'atrophie nerveuse pro-
« gressive, on a tracé la description d'une affec-
« tion qui caractériserait une amyotrophie à évo-
« lution progressive provenant d'une lésion des
« nerfs sans participation de la moelle épinière ;
« je ne vois aucun motif qui permette de nier, à
« priori, l'existence d'une telle affection. Mais je
« dois avouer que, pour le moment, ce chapitre

« de nosographie me fait un peu l'effet d'un cadre
« sans tableau. »

Néanmoins, les travaux de Leyden réalisèrent
un progrès notable, et, à partir de 1879, la névrite
périphérique prit un rang définitif en nosographie, et, depuis lors, de nombreux travaux furent
publiés là-dessus. L'énumération de ceux-ci nous
entraînerait trop loin ; il convient, cependant,
de citer, parmi les différents auteurs qui ont
étudié les névrites périphériques, le nom de Déje-
rine.

Tels sont les progrès accomplis sur cet important sujet des névrites périphériques en général,
qui s'est désormais développé aux dépens du domaine ancien, occupé par la pathologie des centres nerveux.

Mais, parmi ces névrites périphériques, dont
nous n'avons encore parlé qu'à un point de vue
tout à fait général, il convient de connaître l'histoire des névrites survenant comme complication
de la coqueluche, soit au cours de cette maladie,
soit pendant sa convalescence, les troubles paralytiques consécutifs à cette affection faisant
l'objet de notre travail.

L'étude de ces lésions névritiques est loin
d'avoir atteint un développement aussi considérable que celle des névrites en général. Il résulte
de cela que la liste des auteurs qui se sont occu-
pés de cette question n'est pas très longue, et
leurs travaux eux-mêmes se bornent, jusqu'ici,

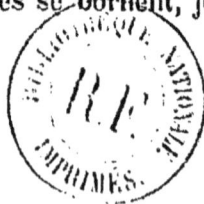

à quelques observations seulement. Nous essayerons, après avoir réuni celles-ci, d'en tirer, au cours de notre étude, les commentaires qu'elles comportent.

Et d'abord, quels sont ces travaux ?

Le Docteur Charles Leroux, dans son important Mémoire, a collectionné et catégorisé les troubles paralytiques survenant, à titre de complications, au cours de la coqueluche. Depuis, M. Horveno a repris le sujet dans sa thèse, en 1899. En 1901, une thèse du Docteur Valentin étudie la même question, mais ces auteurs englobent dans leurs travaux toutes les paralysies de la coqueluche.

Le Docteur Valentin ne fait que signaler les paralysies périphériques dues à des altérations autres que des troubles centraux. C'est qu'en effet, il existe dans la littérature médicale un très petit nombre de faits de cet ordre, ils sont très rares. Ce groupe n'est représenté, jusqu'à présent, que par cinq observations.

Nous signalerons d'abord celle de Surmay, qui est la première en date ; elle fut publiée dans les *Archives générales de médecine* de l'année 1865.

Il s'agit d'une enfant de cinq ans, qui, pendant la convalescence d'une fièvre muqueuse, éprouvait de la difficulté à se tenir sur les pieds. Ces troubles disparurent presque, quand, six mois après, elle contracta la coqueluche. Pendant la

convalescence de cette maladie, l'enfant présenta
de nouveau des troubles de la marche : « les
pieds étaient ballants, la pointe des pieds rabotant la terre et le poids du corps tordant les pieds
en dedans. » Troubles qui, d'ailleurs, ne rétrocédèrent pas.

En mars 1889, Mœbius *(Centralb. für Nervenheilk.)* nous parle d'une enfant de trois ans qui, à
la sixième semaine d'une coqueluche intense,
refuse de marcher, ses genoux fléchissent dans
la station debout, pas de douleur, excitabilité
électrique conservée, sensibilité aussi. Quelques
jours après, les membres inférieurs ont plus de
force, mais les symptômes s'aggravent du côté
des membres inférieurs, la paralysie ayant frappé
la moitié supérieure du corps. Cinq à six jours
après, l'amélioration survient ; un mois après,
les paralysies disparaissent.

L'observation de Moussous date du 12 mai 1891
(Soc. méd. Bordeaux). Un enfant de dix-huit
mois, au cours d'une coqueluche, est atteint de
paralysie incomplète des membres inférieurs,
puis les bras se prennent à leur tour, après eux
les muscles du tronc et de la nuque, les muscles
inspirateurs et expirateurs ; seul, le diaphragme
fonctionne bien. Quelques semaines après cette
aggravation, le mieux commence à apparaître et
fait des progrès les jours suivants. Le malade
guérit. Un examen électrique fut pratiqué.

Ce n'est que dix ans plus tard, en 1901, 12 juillet, que Guinon, à la Société médicale des hôpitaux de Paris, publie une nouvelle observation. C'est une fillette de cinq ans, rachitique, qui se présente à l'hôpital dans le décubitus dorsal absolument inerte, ne pouvant soulever que les avant-bras, les membres inférieurs sont immobiles et douloureux. Immobilité aussi du tronc et de la tête, qui retombe sur la poitrine de l'enfant quand elle est assise; paralysie des muscles abdominaux et intercostaux, suractivité du diaphragme.

La cause de ces paralysies ne peut être attribuée qu'à une coqueluche.

Pendant son séjour à l'hôpital, la malade fut atteinte de congestion pulmonaire, de scarlatine et d'angine à bacille de Lœffler. Malgré ces atteintes successives, tous les mouvements reparaissent, sauf la station debout, qui est impossible si l'enfant n'est soutenue sous les bras. Suit un examen électrique très détaillé.

Au Congrès de médecine de 1904, M. Cruchet communique une nouvelle observation du Professeur Moussous, de Bordeaux. Un enfant de deux ans et demi, rachitique, qui, au cours d'une coqueluche, après une convulsion, a eu des troubles de la marche, ne peut plus se tenir debout, ses membres supérieurs sont mal assurés. Les muscles du cou sont très affaiblis, il ne peut s'asseoir sur son lit. La sensibilité est conservée, les réflexes diminués. L'enfant est aussi frappé d'aphasie. Un examen électrique est pratiqué.

Cinq mois après, l'amélioration se produit et continue à faire des progrès.

Tels sont les seuls faits de névrite périphérique, survenant au cours de la coqueluche, qui soient signalés, jusqu'à ce jour, dans la littérature médicale. Nous y ajouterons un sixième exemple, qui est contenu dans l'observation que M. le Docteur Sorel a bien voulu nous communiquer après l'avoir présentée à la Société de médecine de Toulouse, dans un travail d'ensemble sur les paralysies de la coqueluche, et qui nous a déterminé à traiter ce sujet :

« Une petite fille de deux ans et demi, atteinte de coqueluche depuis environ trois mois, éprouve, pendant la période de décroissance, une vive douleur de tout le membre inférieur droit. Ces phénomènes se calment au bout de huit jours environ, mais le membre est paralysé. Cette fillette présente, au point de vue de ses antécédents collatéraux, cette particularité : c'est que sa sœur aînée est atteinte d'une paralysie spinale grave de l'enfance, à forme paralytique. L'examen révèle une atrophie musculaire notable. La pression des troncs nerveux et, en particulier, du sciatique poplité externe est douloureuse. L'examen électrique révèle une suppression de l'excitabilité faradique et un caractère de réaction de dégénérescence partielle.

« Il s'agit, en somme, chez cette petite malade, d'une polynévrite sensitivo-motrice du membre

inférieur droit, survenue au cours de la coqueluche.

« Après les soins que M. le Docteur Sorel et
M. le Docteur Ancian lui ont prodigués, les troubles rétrocédèrent. »

———————

# ETIOLOGIE

Il convient, tout d'abord, de déterminer par une définition la nature de l'affection à laquelle nous allons avoir affaire. Au sens littéral du terme, névrite signifie : inflammation d'un nerf.

Cependant, ce mot est employé dans une plus large acception, et on désigne, sous la même dénomination de névrites, des altérations des nerfs, soit d'origine inflammatoire, soit de nature dégénérative. En somme, les néoplasmes exceptés, qui forment un groupe à part, toutes les lésions des nerfs, de quelque nature qu'elles soient, font partie des névrites. Aussi est-il bon, pour simplifier leur étude, de les diviser en catégories. On peut les classer sous trois chefs : 1o névrites d'origine externe ; 2e névrites expérimentales ; 3e névrites d'origine interne.

Ajoutons qu'en raison de la pluralité habituelle

des nerfs atteints, cette affection est encore nommée polynévrite ou névrite multiple.

Les névrites d'origine externe, qui sont plutôt du domaine de la pathologie externe, sont provoquées par les agents perturbateurs qui agissent sur les nerfs de dehors en dedans, tels que les traumatismes, les contusions, les compressions, les plaies, les lésions inflammatoires, les néoplasmes des tissus environnants.

Les névrites expérimentales sont celles que l'on provoque soit par section des nerfs, nous pourrons les désigner sous le nom de névrites expérimentales d'origine externe, soit par l'action d'agents chimiques toxiques, tels que la teinture d'iode, l'alcool camphré, le chloroforme pur, l'ammoniaque liquide. Dans tous ces cas, c'est le nerf dans le voisinage duquel l'injection a été faite qui est atteint de dégénération. Enfin, le plomb et le mercure produisent aussi des névrites expérimentales en tout semblables, au point de vue pathogénique, à celles qui ont lieu dans l'intoxication saturnine chez l'homme. Ce dernier cas se différencie des précédents en ce que, au lieu de présenter des troubles d'un seul nerf, plusieurs sont atteints : c'est une polynévrite qui se produit.

Enfin, on peut aussi provoquer expérimentalement des névrites d'ordre infectieux en pratiquant des injections sous-cutanées de liquide de culture de certains microbes, comme le bacille typhique, le pneumocoque de Friedlander, le bacille de la

tuberculose, qui agissent sur les nerfs absolument
de la même façon que les substances chimiques.

Les névrites périphériques, d'origine interne,
peuvent être provoquées par des agents d'ordres
divers. Ce sont : les substances toxiques, les ca-
chexies, le surmenage, le refroidissement, les infections. Ne retenons que ce dernier mode de production des névrites périphériques et voyons
quelles sont les maladies infectieuses qui donnent lieu à ces troubles morbides. La fièvre typhoïde, le typhus, l'érésipèle, l'infection puerpé-
rale, le rhumatisme articulaire aigu, la variole,
la grippe, etc., peuvent exercer sur les nerfs une
action pathogène. Mentionnons tout spécialement la diphtérie. Dans ces maladies-là, c'est se-
condairement que les nerfs sont atteints. C'est,
d'ailleurs, à l'époque de la convalescence, au dé-
clin de la maladie, que l'on constate ces lésions,
dans la plupart des cas. La lèpre et la tuberculose sont aussi considérées comme des agents
provocateurs de la polynévrite. Il en est de même
de l'impaludisme.

A cette liste, nous joignons la coqueluche. On
pourra nous objecter que cette maladie ne peut
être classée au rang des maladies infectieuses,
attendu que son agent pathogène, son microbe,
n'est pas encore déterminé. Mais n'avons-nous
pas, dans notre introduction, essayé de démon-
trer que, par ses caractères cliniques, cette affection peut être classée au rang des maladies in-

fectieuses ? D'ailleurs, c'est l'opinion le plus
généralement acceptée ; les recherches bactério-
logiques qui ont été faites montrent bien que si le
microbe n'est pas encore découvert, la coqueluche est bien considérée comme une infection.
Actuellement, en effet, il n'est pas possible d'enregistrer un résultat définitif. Cet agent a été recherché dans les voies respiratoires supérieures :
larynx, gorge, fosses nasales. Les mucosités
filantes, les glaires, expulsées après les quintes
de toux, ont été l'objet de minutieuses recherches.

En 1867, Poulet a cru trouver un bacille, qu'il
appela *monas*, ou *bacterium thermo*. Letzerich
(1870 à 1874) a découvert un microcoque qu'il a
comparé au parasite du maïs.

Tschämmer, en 1870, a décrit un champignon
qu'il a comparé à la moisissure des oranges.

Les recherches de Bürger, en 1883, et d'Afanassiew, en 1887, recherches qui ont été confir-
mées par Wendt et Semtschenko, ont démontré
la présence, dans les mucosités expectorées et
dans les foyers de broncho-pneumonie, d'un
bacille mobile et court qu'ils ont appelé *bacillus
tussis-convulsivæ*. Ils l'ont cultivé sur gélatine,
l'agar-agar, la pomme de terre. Ce bacille, injecté
dans la trachée de jeunes chiens, a provoqué des
accès de toux coqueluchoïde, de la bronchite et
de la broncho-pneumonie.

Ritter (1892) n'a pas retrouvé ce bacille et a

décrit un diplocoque qui, inoculé au chien, produit les mêmes accidents.

Galtier (1892) a été amené aux mêmes constatations que Ritter.

Michael Cohn et H. Neuman, en 1893, ont trouvé de nombreux diplocoques réunis par deux, ou en amas, ou bien sous forme de chaînettes; des cultures en furent faites et montrèrent des streptocoques. Ils conclurent que, ni Ritter, ni Afanassiew, n'avaient découvert le véritable microbe de la coqueluche.

La découverte de Deichler (1890), confirmée par Kourlow en 1896, établit qu'on aurait affaire à une amibe ciliée contenue dans les mucosités du début. Plus tard, quand l'expectoration est purulente, on aperçoit de petits ronds réfringents qui donneraient issue à des spores. Ces corps et ces spores seraient une des phases de l'existence du parasite.

Enfin, Griffiths (Académie des sciences, 1892) a découvert que les urines des coquelucheux contiennent une ptomaïne spéciale que l'on pourrait considérer comme le produit de sécrétion du microbe.

En résumé, nous ne pouvons enregistrer aucun fait définitif sur l'existence de l'agent pathogène de la coqueluche; la question est encore en suspens.

Cependant, bien que les données actuelles de la science ne nous permettent pas de dire quel est ce microbe, nous n'en continuons pas moins à admettre son existence et à cataloguer la coqueluche au nombre des infections.

Comment se produit cette névrite? Par quel mécanisme? Il faut reconnaître que l'état actuel de nos connaissances ne nous permet pas d'expliquer, avec preuves à l'appui, la façon dont se produisent les névrites périphériques, soit dans la coqueluche, soit dans les névrites survenant au cours d'autres maladies infectieuses. Nous en sommes réduits à des hypothèses. Dans les névrites de la lèpre, c'est le microbe lui-même qui vient coloniser à la périphérie du nerf, produisant ainsi des névrites périphériques; ces bacilles pathogènes ont, d'ailleurs, été souvent trouvés dans les névromes de la lèpre.

Il n'est pas probable que les choses se passent de la même façon dans la coqueluche; il est à supposer que, comme dans la diphtérie, l'agent de la maladie reste localisé, ainsi qu'on l'a supposé jusqu'ici, en un point de l'organisme, bronches, trachée ou larynx, qu'il y sécrète des toxines, et que, de là, celles-ci se répandent dans l'organisme et plus spécialement au niveau des nerfs dans les cas de polynévrite.

L'action de cette toxine sur les nerfs est absolument analogue à celle des agents chimiques, mercure ou plomb.

Les toxines microbiennes ne sont, d'ailleurs, rien autre que des substances chimiques dont l'action est en raison directe de la virulence du microbe qui les produit, de même qu'une substance chimique quelconque est d'autant plus actif que son degré de concentration est plus élevé.

Mais ce poison microbien, par quel processus arrive-t-il à produire son action désorganisatrice? Encore des hypothèses. On peut supposer que sa présence modifie le milieu intérieur, et partant, trouble la nutrition du nerf (ce fait expliquerait l'apparition des troubles nerveux au moment de la convalescence, et on peut rapprocher cela de ce qui se produit dans les névrites toxiques qui commencent à se manifester alors que le poison, qui paraît être la cause de l'affection, a été vraisemblablement éliminé de l'organisme), ou bien que son action s'exerce sur la cellule nerveuse elle-même, et alors ce serait au niveau des centres nerveux, cerveau, bulbes ou moelle, que siégerait la première atteinte. D'ailleurs, certains auteurs (Charcot, Raymond) prétendent que, bien qu'à l'autopsie ou à l'examen histologique on ne rencontre pas de troubles centraux dans les cas de névrites périphériques, il peut se faire que ceux-ci existent tout de même, nos moyens d'investigation étant insuffisants pour nous permettre de les constater.

Somme toute, les polynévrites de la coqueluche doivent se produire par le même mécanisme que dans les autres maladies infectieuses, et les lésions qui s'ensuivent n'ont rien de spécifique.

On ne saurait attribuer à l'âge une influence
étiologique bien marquée dans les paralysies
névritiques de la coqueluche. Dans les observations sur lesquelles nous nous appuyons, nous
voyons que les petits malades sont frappés à des
âges bien différents. Le plus âgé a six ans et le
plus jeune dix mois; entre ces deux limites, les
cas varient entre deux ans et demi, trois ans et
cinq ans. D'ailleurs, le nombre des observations
est trop restreint pour qu'on puisse établir une
moyenne.

Le Docteur Valentin, qui traite des paralysies
de la coqueluche et qui a pu faire un relevé de
l'âge sur soixante-deux cas, établit que plus des
deux tiers ont été observés avant l'âge de six ans
révolus; ils sont rares à partir de dix ans.

L'influence de l'âge sur l'étiologie de ces paralysies est la même que pour la coqueluche, maladie causale.

L'influence du sexe n'est pas mieux déterminée
par nos observations: trois garçons et trois filles,
et nous sommes encore obligé de nous en rapporter à ce qu'en a dit le Docteur Valentin.

On peut conclure des statistiques dont il fait
mention que les paralysies frappent plutôt les
enfants du sexe féminin que ceux du sexe mas-
culin. Cette opinion est en parfaite concordance
avec les données du travail de West.

Le rôle des climats et des saisons est aussi
incertain; il ressort des observations que les cas

soht plus fréquents en Allemagne qu'en France.

La gravité ou la durée de la maladie ont certainement une influence incontestable sur la production de cette complication, et si nous parcourons les observations, nous voyons que, dans le cas de Surmay, la maladie avait duré au moins deux mois, et c'est au cours de la convalescence qu'apparaissent les troubles névritiques.

Dans l'observation de Mœbius, nous lisons que l'enfant fut « atteint d'une coqueluche intense, avec vomissements et syncope ».

Dans celle de Moussous (1891), le petit patient eut des accès de fièvre et trois crises convulsives, qui furent suivies de paralysies névritiques.

Le second malade de Moussous, en 1903, « à la suite d'une quinte violente, est pris de convulsions ; il demeure raide pendant cinq minutes : les dents sont crochetées, la tête renversée en arrière, les yeux fixes, tournés en haut, la bave s'écoule de la bouche et les extrémités des membres sont retournées en dehors. L'enfant revient à lui....., etc.) » et les troubles paralytiques apparaissent. Ce cas nous montre qu'il s'agissait d'une forme de la maladie particulièrement intense.

Enfin, la malade de M. le Docteur Sorel était atteinte d'une coqueluche qui durait depuis trois mois environ et se trouvait à la période de décroissance, quand les troubles de paralysie douloureuse entrèrent en scène.

Nous voyons, d'après ces faits, quel rôle important doit être attribué à la gravité et à la durée de l'affection pour la production des paralysies névritiques.

Il faut encore faire entrer en ligne de compte l'état de moindre résistance dans lequel se trouvaient ces petits malades, soit du fait de leur mauvais état général, soit qu'ils eussent été affaiblis par des maladies antérieures. Jetons encore un coup d'œil sur nos observations, et nous verrons que la malade de Surmay, la petite Nelly B..., âgée de six mois, avant de contracter sa coqueluche, avait eu une fièvre muqueuse, pendant la convalescence de laquelle elle avait déjà présenté des troubles de la station.

L'état général de la malade de Guinon est des plus défectueux. Cette petite fille, âgée de cinq ans, « est petite comme une enfant de trois ans ; elle est maigre et pâle, rachitique ».

Moussous, dans l'observation V, nous parle d'un enfant qui naquit, après une grossesse gémellaire, en état de mort apparente ; il fallut une heure pour le rappeler à la vie ; il fut nourri à une alimentation mixte ; à deux ans, il marchait et parlait assez mal. Sa tête était volumineuse (49 centimètres de circonférence maxima). La fontanelle antérieure, non soudée, mesurait 1 centimètre et demi à 2 centimètres dans ses diamètres. Thorax étroit au sommet, large à la base, léger chapelet rachitique. Cet enfant était dans d'excellentes conditions pour donner prise à la maladie, et les complications qui s'ensuivirent nous le montrent.

Un autre facteur, que nous signalerons dans l'étiologie de cette affection, c'est l'hérédité nerveuse, soit qu'il y ait eu déjà des manifestations névropathiques dans les antécédents de ces malades, soit qu'il faille faire entrer en ligne de compte des influences collatérales. Et nous invoquerons, à l'appui de cette assertion, l'exemple qui nous en est donné dans l'observation de M. le Docteur Sorel. Dans cette observation, en effet, nous voyons signalé cet antécédent curieux : c'est que « la sœur ainée de la malade a présenté une paralysie spinale grave de l'enfance entraînant le membre dit « de polichinelle », il s'agissait, dans ce cas, d'une poliomyélite certaine ».

Il est probable que, chez cette malade, le processus névritique a été favorisé par une prédisposition familiale antérieure.

Ainsi, la gravité de la maladie, le mauvais état général, les maladies antérieures sont des facteurs étiologiques très importants dans la production des paralysies névritiques de la coqueluche.

# SYMPTOMATOLOGIE

La symptomatologie des paralysies névritiques de la coqueluche ne diffère guère de celle des autres névrites d'origine infectieuse ; néanmoins nous allons voir, dans les observations sur lesquelles s'appuie notre étude, quels sont les symptômes les plus marqués.

## PARALYSIES

*Muscles des membres inférieurs.* — Tous les muscles peuvent être frappés de paralysie dans les névrites périphériques de la coqueluche, c'est en effet à des polynévrites que nous avons affaire ; cependant, il est certains groupes qui sont plus fréquemment atteints. Certains nerfs sont en effet plus rarement lésés que d'autres. Aux membres

inférieurs, par exemple, ceux qui innervent les
péroniers et les extenseurs des orteils sont plus
souvent altérés que ceux qui innervent le triceps
crural. Plusieurs de ces malades peuvent élever
leurs membres inférieurs sur le plan du lit, mais
présentent des troubles de la marche. (Obs. III.)

En général, les phénomènes de paralysie sont
symétriques. L'extrémité des membres inférieurs
est donc le plus souvent atteinte, muscles de la
jambe, des pieds et péroniers. Le pied est ballant
et inerte, le malade ne peut le fléchir ni relever
son bord externe. C'est ce qui est très net dans
l'observation de Surmay, qui constata « une para-
« lysie presque complète des releveurs et abduc-
« teurs des pieds et moteurs des orteils : les pieds
« étaient ballants, la pointe des pieds rabotant la
« terre ».

De cette sorte de paralysie, résulte un aspect
tout à fait caractéristique de la marche, le malade
est obligé d'exécuter une flexion de la cuisse sur
le bassin, d'une plus grande amplitude qu'à l'état
normal, d'où la dénomination de *steppage* que
Charcot a donnée à ce genre de déambulation. Ce
steppage est surtout dû à la coïncidence entre la
paralysie des fléchisseurs et celle des extenseurs
des orteils.

Les muscles de la cuisse peuvent aussi être
paralysés, et, dans ce cas, la marche devient impossible, les petits malades sont obligés de garder
le décubitus dorsal. Chez la malade de Guinon,

les membres inférieurs sont absolument immobiles Le malade de Mœbius refuse de marcher, ses genoux fléchissent dans la station debout ; celui de Moussous (Obs. V) est aussi dans l'impossibilité absolue de se tenir debout. M. le Docteur Sorel, dans son observation, signale que principalement l'extenseur commun et les péroniers sont frappés chez sa malade, et ceci vient confirmer ce que nous disions plus haut, à savoir que c'est à l'extrémité des membres inférieurs que, de préférence, se manifeste la paralysie. Mais cette observation relate aussi ce fait que le triceps fémoral, tout en étant moins atteint, n'est pas indemne, car il est le siège d'une certaine atrophie.

*Muscles des membres supérieurs.* — La paralysie des membres supérieurs survient plus tardivement que celle des membres inférieurs, et quelquefois lorsque l'amélioration commence à se manifester chez ces derniers. C'est ce que nous montre l'observation II : « Les membres inférieurs ont acquis plus de force, mais la paralysie a frappé la moitié supérieure du corps, les bras retombent mous et paraissent complètement paralysés..., les mouvements des épaules et surtout des abducteurs des bras sont diminués. »

Dans l'observation III, les membres supérieurs se prennent aussi, mais après les membres inférieurs. Même fait dans les observations IV et V, où les membres supérieurs, quoique ayant conservé tous leurs mouvements, sont affaiblis.

Ceci est donc à retenir, c'est que les lésions des bras sont ultérieures à celles des jambes, les premières peuvent manquer quelquefois, les observations I et VI en témoignent, mais pas les secondes.

*Muscles du tronc et du thorax.* — Il n'existe pas de paralysies de ces groupes musculaires à l'état isolé. Dans tous les cas, les jambes, puis les bras, ont été atteints d'abord. Les troubles qu'entraînent ces paralysies sont considérables et mettent en danger la vie du petit patient. La paralysie des muscles des gouttières vertébrales rend totalement impossible la station debout; c'est le cas pour les malades de Mœbius, de Moussous (1891), de Guinon, de Moussous (1904). Ces malades sont obligés de rester dans le décubitus horizontal, et si on essaie de les faire mettre sur leur séant, leur colonne vertébrale s'infléchit en avant, n'étant plus maintenue rigide par la tonicité normale des muscles des gouttières vertébrales.

Une paralysie plus grave est celle des muscles intercostaux, qui se manifeste par la suractivité du diaphragme, « le thorax étant immobile se dilate presque uniquement par en bas ». (Obs. IV.) Ce fonctionnement irrégulier de la cage thoracique, dû à la même cause, a été constaté aussi par Moussous (1891).

Donc, le malade atteint de paralysie des muscles inspirateurs et expirateurs ne respire que par son diaphragme, « dont le jeu est parfaitement conservé, faisant à lui seul l'appel de l'air dans la cage thoracique ». L'impotence des forces expiratrices est, du reste, très nettement décelée par la faiblesse de la voix, l'impossibilité où est l'enfant de crier, d'éteindre une bougie en soufflant. Non seulement la phonation est entravée, mais l'expectoration, la défécation et tous les actes qui nécessitent des efforts. Les troubles de la défécation et de la miction sont aussi la conséquence de la paralysie des muscles abdominaux.

Ces exemples doivent nous faire remarquer ceci : c'est que, c'est grâce au diaphragme, qui est resté sain, que la respiration peut s'effectuer. Mais l'inverse peut avoir lieu et le diaphragme se paralyser, tandis que les muscles inspirateurs et expirateurs échappent à cette atteinte. De telle sorte que, dans tous les cas, la respiration est assurée. Si, en effet, la paralysie frappait le diaphragme en même temps que les muscles du tronc, le petit malade mourrait asphyxié. Dans l'observation II, nous constatons une paralysie du diaphragme, tandis que la fonction des intercostaux est conservée.

Quand ces malades sont au repos, ils ne paraissent pas oppressés, mais au moindre effort, la respiration s'accélère et la dyspnée apparaît quelquefois très intense.

*Muscles du cou.* — Comme dans la diphtérie, on observe dans la coqueluche des paralysies névritiques des muscles du cou, la tête s'incline sur la poitrine et s'en va roulant sous la moindre impulsion. « Les muscles cervicaux sont entièrement inactifs et la tête est entraînée en avant par son poids aussitôt qu'on essaie de la redresser. » (Mœbius.)

Le malade de Moussous (1891) est aussi atteint de paralysie des muscles du cou et de la nuque, ainsi que la malade de Guinon.

L'observation de Moussous, de 1904, dit ceci : « Les muscles du cou sont très affaiblis ; il est à peu près impossible à l'enfant d'exécuter des mouvements de dénégation, d'affirmation, de renversement de la tête en arrière. Dès qu'on l'asseoit sur son lit, acte qu'il ne peut accomplir seul, la tête se penche en avant, va à droite, à gauche, tombe sur sa poitrine comme une masse trop lourde. »

*Muscles de la face.* — Nous n'insisterons pas sur les paralysies des muscles de la face, ces phénomènes ne relevant pas essentiellement d'une névrite périphérique.

De quelle façon surviennent ces paralysies et dans quelles circonstances ? A quelle période de la maladie ?

Presque toujours, elles surviennent tardivement dans le cours de la coqueluche, le plus souvent dans la convalescence.

Elles peuvent survenir lentement, débutant par de la parésie, puis passant à la paralysie complète, ou bien s'installer subitement après une crise bruyante, comme dans les observations III et V, où le malade fut soudainement pris de convulsions, et qui, lorsque sa crise eut cessé, était paralysé et atteint d'aphonie.

*Modifications de l'excitabilité électrique.* — Dans un cas, on a observé de l'*augmentation de l'excitabilité électrique;* c'est dans l'observation IV que M. Huet, qui a pratiqué l'examen électrique, a constaté l'augmentation de l'excitabilité longitudinale des muscles antéro-externes de la jambe, aux courants galvaniques.

La *diminution de l'excitabilité* est plus fréquente. Surmay (Obs. I) a eu recours à l'électricité comme moyen thérapeutique, et nous dit que les muscles paralysés ne se contractèrent pas. Dans l'observation II, Mœbius a constaté de la diminution de l'excitabilité faradique pour tous les muscles atteints de paralysie. Certains même sont presque inexcitables (triceps fémoral, péroniers latéraux, extenseur des orteils). Il y a aussi diminution de l'excitabilité aux courants galvaniques. Dans l'observation IV, M. Huet constate, pour le membre inférieur gauche, de la diminution simple de l'excitabilité électrique. A la cuisse, diminution assez prononcée pour le vaste interne. Dans le membre inférieur droit, les réactions électriques sont aussi diminuées. Pour les membres supérieurs, on constate, pour tous les muscles examinés (muscles des éminences thénar et hypothénar, muscles antérieurs et postérieurs de l'avant-bras, biceps, triceps et deltoïde), de la diminution simple, de l'excitabilité faradique et galvanique plus accusée aux courants galvaniques que faradiques, très marquée en particulier pour le biceps.

Chez la malade de M. le Docteur Sorel, l'examen électrique a révélé la suppression de l'excitabilité faradique de l'extenseur commun et des péroniers droits, la contraction galvanique, une égalité de contraction aux deux pôles, cette contraction lente à l'extenseur.

Nous concluons donc, que, la plupart du temps, il existe de la diminution de l'excitabilité électrique.

Enfin, on observe, dans certains cas, des *réactions de dégénérescence*. C'est ainsi que M. Huet (Obs. III) constate de la réaction partielle de dégénérescence dans tout le domaine du nerf sciatique poplité externe du membre inférieur gauche. Dans le membre inférieur droit, le groupe des muscles antéro-externes de la jambe est aussi marqué par une réaction partielle de dégénérescence.

L'observation IV nous montre que, dans les membres supérieurs, les fléchisseurs des doigts et tous les muscles de la main donnent des réac-

tions de dégénérescence, avec inversion de la
formule et lenteur considérable de la secousse.
Ces réactions sont parfaitement symétriques.
— Aux membres inférieurs, on trouve de la réaction de dégénérescence pour les extenseurs des
orteils.

M. le Docteur Sorel a constaté chez sa malade,
qui ne présentait que de la paralysie du membre
inférieur droit, des caractères de réaction de
dégénérescence partielle.

*Atrophie musculaire.* — Dans les névrites infectieuses, l'atrophie musculaire est fréquente et
est un signe de l'altération profonde des nerfs.
Dans les névrites de la coqueluche, nous ne
voyons pas d'atrophies signalées, d'une façon
bien catégorique, par les différents auteurs qui
parlent seulement de mollesse des masses musculaires. Seul, M. le Docteur Sorel (Obs. VI)
signale chez sa malade une amyotrophie notable ;
il constate, en outre, une certaine atrophie du
triceps fémoral, s'améliorant dans la suite.

*Tremblement.* — Le tremblement nous paraît
rare dans les cas de névrites périphériques de la
coqueluche ; les observations n'en signalent pas.
Guinon seul a remarqué, chez sa malade, du
tremblement fibrillaire de la langue. D'ailleurs,
le tremblement n'est que rarement observé dans
les névrites périphériques, ce qui fait qu'on s'est

demandé si, quand il a lieu, ce tremblement est réellement dû à une lésion des nerfs. Il est plus que probable qu'il est produit par une altération des centres nerveux.

*Incoordination motrice.* — Ce phénomène d'in-coordination motrice, que l'on a comparé à celle qui a lieu dans le tabes, mais qui en diffère par les causes qui le provoquent, est signalé dans les cas de névrites périphériques infectieuses, et nous en avons aussi un exemple dans celles de la coqueluche, qui est relaté dans l'observation V, de Guinon : « Quand on présente un gâteau à « l'enfant, il élève péniblement les bras au-dessus « du lit, et ses mains planent en zigzag au-devant « de l'objet pour le saisir... ; quand l'enfant élève « ses membres inférieurs au-dessus du lit, ils « décrivent dans l'air des mouvements irrégu- « liers ressemblant absolument à des mouve- « ments ataxiques. »

Ainsi donc, il peut y avoir des troubles de la coordination des mouvements, mais ces anomalies sont surtout dues à la paralysie ou à l'anesthésie cutanée que peuvent présenter les malades.

*Troubles de la sensibilité.* — Ces troubles se manifestent par des douleurs provoquées soit par des mouvements spontanés exécutés par les malades, soit par une pression plus ou moins énergique exercée sur les parties atteintes, ou par des mouvements passifs imprimés aux membres. Ces douleurs sont plus prononcées aux membres inférieurs.

Dans l'observation IV, la malade se plaint de douleurs de jambes quand on touche ses cuisses, surtout si on presse l'os, on provoque une vive douleur.

La flexion provoquée du tronc en avant paraît aussi douloureuse. Guinon suppose que ce sont les muscles de la cuisse et de la fesse qui sont ainsi douloureux. A part ces troubles douloureux, il n'y a pas chez ce sujet d'autres troubles de la sensibilité.

Dans l'observation VI, quand l'enfant, atteinte de coqueluche depuis trois mois environ, était à la période de décroissance de la maladie, elle a éprouvé une vive douleur dans tout le membre inférieur droit, au point que tout frôlement du membre était insupportable. La douleur a duré environ huit jours. La pression des troncs nerveux et, en particulier, du sciatique poplité externe, paraît un peu douloureuse.

Nous n'avons donc à relever que des troubles de la sensibilité au tact, à la pression ou sous l'influence de mouvements passifs imprimés soit aux membres, soit au tronc. Pas d'anesthésie ni de troubles de la sensibilité au froid ou à la chaleur.

*Troubles des réflexes cutanés et tendineux.* — Dans l'observation II, le réflexe cutané abdo

minal est peu marqué ; celui du crémaster, normal des deux côtés. Les réflexes tendineux des
quatre membres sont abolis ; cet état persiste
même après la guérison des troubles paralytiques.

Observation IV : Les réflexes patellaires sont
abolis des deux côtés ; les réflexes plantaires sont
seulement diminués, surtout à droite.

Observation V : Les réflexes abdominaux supérieur et inférieur sont diminués des deux côtés.
Au niveau du bras, les réflexes sont diminués.
Aux membres inférieurs, les réflexes achilléens
et rotuliens sont abolis des deux côtés, les réflexes plantaires aussi.

Nous voyons, d'après ces trois observations,
que, dans la moitié des cas de névrites de la coqueluche, il s'est produit des troubles des réflexes
cutanés et tendineux, soit qu'il y ait simplement
diminution de ceux-ci, soit qu'il y ait abolition
complète. L'étude de ces troubles a une grande
importance au point de vue du diagnostic, l'ac-
complissement d'un mouvement réflexe exigeant
la mise en activité des diverses parties qui consti-
tuent l'arc réflexe ; il peut suffire d'une altération
portant exclusivement soit sur les fibres centri-
pètes, soit sur les fibres centrifuges pour entraver
ce phénomène.

*Troubles vaso-moteurs.* — Observation V : Les
avant-bras, et surtout les mains, présentent des

troubles vaso-moteurs accentués ; ils sont plus rouges qu'à l'état normal et deviennent rapidement violacés dès qu'ils sont en dehors des couvertures. Les pieds présentent des troubles analogues, et eux aussi deviennent rapidement violacés.

Il n'existe des phénomènes de ce genre que dans une seule observation ; c'est qu'en effet, dans les névrites d'origine interne, les troubles vaso-moteurs, sans être absolument rares, ne se rencontrent pas très fréquemment. Ils frappent d'habitude avec plus de fréquence les membres inférieurs, mais, dans le cas que nous avons sous les yeux, nous voyons que les membres supérieurs sont aussi atteints.

*Troubles visuels.* — Les troubles de l'appareil de la vision, observés dans un seul cas (Obs. II, strabisme), furent si fugaces, que nous ne nous appesantirons pas dessus, nous nous contenterons de les signaler.

*Troubles psychiques.* — Ces troubles ont aussi été constatés : la malade de l'observation IV a eu de l'agitation nocturne et du délire avant son entrée ; le petit malade de l'observation V est souvent en proie à des crises de colère. Nous signalerons, en outre, ce fait que, pendant tout le cours de sa maladie, il a été atteint d'aphasie.

*Troubles respiratoires.* — On peut observer, parfois, de l'anesthésie ou de la paralysie des muscles du larynx, ce qui permet aux aliments de pénétrer dans les voies aériennes. Dans l'observation II, le malade peut boire et manger, mais il avale de travers de temps en temps; ces accidents peuvent être suivis de graves conséquences. La pénétration des corps étrangers dans les poumons peut provoquer des affections graves de ces organes, pneumonie ou broncho-pneumonie. Ces affections pulmonaires accompagnant les névrites périphériques de la coqueluche sont dues, en outre des lésions laryngées, aux paralysies des muscles du thorax ou du diaphragme. En pareil cas, les lésions nerveuses, en modifiant le terrain ou en l'affaiblissant, permettent aux microbes pathogènes de venir exercer leur action nocive sur le tissu pulmonaire. Les observations II, III et IV nous montrent que les petits malades sont, en effet, atteints de troubles pulmonaires très alarmants : bronchite, pneumonie, broncho-pneumonie, avec dyspnée intense, cyanose de la face et toux s'accompagnant d'accès de suffocation.

*Troubles de l'appareil digestif.* — Ils peuvent être dus à plusieurs facteurs, et, tout d'abord, à l'anesthésie du palais et du pharynx. Dans l'observation III, Moussous ne peut parvenir à provoquer, par attouchement, aucune contraction réflexe du palais.

La paralysie du voile du palais, de la langue et du pharynx a été constatée dans les paralysies névritiques de la coqueluche. « La paralysie du voile du palais s'annonce par du nasonnement de la voix et le rejet par les narines des liquides ingérés, le voile du palais tombant semble porté en avant; la luette est grosse et pendante. » (Obs. III.)

Dans l'observation IV, la pointe de la langue est légèrement déviée à gauche, ce qui indique une légère paralysie de cet organe.

Enfin (Obs. IV) on a constaté de la constipation qui, dans ce cas-là, était en rapport avec l'inertie des muscles abdominaux.

*Troubles de l'état général.* — L'état général n'est pas très troublé dans les cas de paralysie qui se limitent aux muscles des membres, mais les troubles fonctionnels qui résultent de certains modes de localisation des lésions, provoquent indirectement des perturbations de l'état général. Quand il y a gêne de la déglutition résultant de la paralysie du voile du palais, ou de la dyspnée occasionnée par la paralysie du diaphragme, ces troubles ne sont pas sans exercer sur l'état général une influence pernicieuse, témoins, dans les observations III et IV, les complications pulmonaires.

En résumé, d'après ce tableau détaillé de la symptomatologie des polynévrites de la coquelu-

che, nous voyons que tous les symptômes qui y
sont contenus se rencontrent aussi dans les
autres névrites périphériques infectieuses. Néanmoins, il était important de les faire connaître,
car, si tous ont été déjà observés dans d'autres
cas de paralysies névritiques en dehors de la
coqueluche, nous n'avons pas rencontré dans la
coqueluche tous ceux qui ont été signalés dans
ces autres maladies infectieuses. Nous ne voulons
pas dire par là que, dans les paralysies névritiques de la coqueluche, les symptômes dont nous
avons parlé seront toujours invariablement les
mêmes, et que d'autres, qui ne se sont pas manifestés, ne puissent se produire, le petit nombre
des observations sur lesquelles nous nous appuyons ne nous permettant d'établir aucune loi.
Mais nous avons jugé intéressant de grouper et
classer ces phénomènes épars dans les six observations que nous avons étudiées, pour en rendre
la compréhension plus facile, les mettre mieux
en lumière et rendre leur étude plus suggestive.

Qui sait, si dans la suite, par l'étude d'un plus
grand nombre de cas, on ne pourra pas établir
une symptomatologie spéciale aux polynévrites
de la coqueluche ?

# DIAGNOSTIC

---

Le diagnostic des polynévrites de la coqueluche peut sembler facile à première vue. Un enfant a eu la coqueluche, il présente des troubles paralytiques quelque temps après ; il est facile de conclure que l'on a affaire à une complication de cette maladie. Mais les choses ne se présentent pas toujours avec cette netteté ; et, d'abord, le diagnostic de la coqueluche elle-même n'est pas sans présenter parfois de sérieuses difficultés. Il existe, en effet, des coqueluches frustes dans lesquelles les symptômes caractéristiques sont très peu marqués ou font même totalement défaut. Les quintes, qui sont caractéristiques de l'affection, peuvent ne pas exister et être remplacées par des accès d'éternuement ou être réduites au spasme inspiratoire de la glotte. Le catarrhe oculo-nasal et trachéo-bronchique peuvent en imposer pour un coryza ou pour une bronchite.

Un polype pédiculé du larynx, l'adénopathie trachéo-bronchique, la tuberculose pulmonaire, dans
quelques cas, sont susceptibles de produire une
toux quinteuse qu'on pourrait confondre avec
celle de la coqueluche. La recherche des symptômes de ces diverses affections permettra de les
diagnostiquer, ou, s'ils font défaut, de les éliminer.

L'existence des mucosités filantes, glaireuses,
que l'enfant rejette par la bouche, peut aider à
reconnaître la coqueluche; dans ce cas, l'examen
bactériologique des mucosités serait d'un grand
secours, si l'agent pathogène de la coqueluche
venait à être découvert.

Enfin, l'existence d'une épidémie de ce genre
mettrait le médecin sur la voie et lui ferait découvrir la nature de l'affection.

D'après ces considérations, on peut concevoir
quelles difficultés surgissent lorsqu'on se trouve
en présence d'un petit malade qui est atteint de
troubles paralytiques, à la suite d'une coqueluche
fruste qui a été méconnue par les parents. La
seule ressource qui reste pour établir un diagnostic, c'est l'étude des commémoratifs.

Après avoir établi qu'il s'agit de paralysies de
la coqueluche, le diagnostic se pose pour la nature de ces paralysies. Sont-ce des paralysies
névritiques médullaires ou d'origine cérébrale en
présence desquelles on se trouve ? Nous allons
essayer de montrer d'après quels signes on peut
différencier ces paralysies de la coqueluche.

*Paralysies d'origine cérébrale.* — Ces paralysies s'installent, la plupart du temps, tout d'un coup, bien qu'il y ait des exceptions à cette règle. (Obs. de Mœbius, n° 42. Thèse de Valentin.) Elles sont accompagnées par des phénomènes cérébraux très bruyants. Les enfants sont en proie à de violentes quintes de toux avec accès de suffocation, cyanose de la face, qui sont suivies de vomissements ayant tous les caractères de vomissements cérébraux, c'est-à-dire se produisant en dehors d'une ingestion préalable d'aliments ; ils ont lieu sans efforts, ni douleurs.

Des convulsions très violentes apparaissent, débutant quelquefois par le côté qui restera paralysé, d'autres fois se généralisant. Ces convulsions peuvent précéder la paralysie, ou bien celle-ci leur succéder immédiatement.

Qu'indiquent ces convulsions ? Elles sont plus spéciales aux paralysies cérébrales. Elles indiquent une irritation de la substance corticale, irritation qui a été attribuée à la suite d'autopsies à des hémorragies méningées ; une simple imprégnation toxique des neurones corticaux peut produire le même syndrome.

Elles s'accompagnent parfois de délire et toujours il y a une élévation notable de la température. Un état de somnolence et de coma peut leur succéder, et ce n'est qu'au réveil de l'enfant qu'on s'aperçoit de sa paralysie.

D'autres fois, ces phénomènes prémonitoires

peuvent faire défaut, et c'est à table ou au milieu de ses jeux que le petit malade est soudainement frappé.

Ces complications, d'origine cérébrale, surviennent, la plupart du temps, au cours de coqueluches graves.

Les paralysies cérébrales sont très variées, ce sont : ou des monoplégies, ou des hémiplégies, et, signe très important, hémiplégies avec participation de la face. Il peut aussi y avoir paralysie des réservoirs ou de leurs sphincters, les malades laissent échapper leurs matières ou bien urinent sous eux. Ils peuvent être atteints d'aphasie, soit seule à l'état de monoplégie, soit accompagnant d'autres troubles paralytiques. Des troubles de la sensibilité surviennent, bien qu'ils soient assez rares; enfin, on a constaté de la surdité et des troubles de l'appareil de la vision.

L'absence d'atrophie dans ces paralysies et la conservation des réactions électriques indique bien que les nerfs eux-mêmes n'ont subi aucune atteinte de la part du processus infectieux.

*Paralysies médullaires.* — Valentin, dans sa thèse, ne signale que deux cas de paralysies médullaires. Dans l'un, les membres inférieurs seuls sont atteints, la paralysie s'accompagne de contracture, les membres supérieurs restent indemnes, quelques troubles de la miction sont signalés.

Diminution de la sensibilité tactile à la température et à la douleur. C'est au cours de la maladie,
le dixième jour, que surviennent ces troubles paralytiques.

La différence clinique qui existe entre ces deux
sortes de paralysies consiste dans la présence,
pour les paralysies d'origine cérébrale de ce
tableau, de phénomènes prémonitoires bruyants
et tapageurs que nous venons de décrire, et, en
outre, dans la gravité de la maladie et la soudai-
neté de l'apparition des phénomènes paralytiques.

Ces phénomènes graves ne précèdent pas les
paralysies médullaires. La paralysie est bien survenue, dans un cas, brusquement après une
quinte de toux, mais la malade n'a pas présenté
d'autres modifications de son état. C'est progressivement, dans le second cas, que se produit
l'évolution. Ni dans l'un, ni dans l'autre, on ne
signale la présence de troubles cérébraux.

A noter que paralysies cérébrales et médullaires surviennent toutes pendant le cours de la
maladie.

Il n'en est pas de même des polynévrites. Ici,
dans la plupart des cas, la maladie a terminé son
évolution, la fièvre a disparu, les quintes ont diminué ; parfois, il n'existait plus aucun symptôme
de coqueluche, et c'est en pleine période de convalescence, comme nous l'avons déjà dit plus
haut, quand tout danger semblait conjuré, que,

progressivement, lentement, sans convulsions ni phénomènes cérébraux, s'installent ces paralysies. Les deux cas de Moussous (Obs. III et V) font exception, dans lesquels les paralysies ont été accompagnées d'un début brusque, fébrile, avec convulsions. Et encore, dans ces observations, les troubles paralytiques, bien qu'ayant débuté immédiatement après les convulsions, n'atteignirent pas d'emblée leur maximum, comme il arrive dans les paralysies d'origine cérébrale, mais s'installèrent graduellement : « La démarche, déjà incertaine (l'enfant était un rachitique qui, avant sa maladie, marchait déjà mal), nous dit l'auteur de l'observation V, est devenue, depuis ce jour, de plus en plus difficile, à tel point que l'enfant en est arrivé à ne plus se tenir debout. »

Ainsi, apparition des paralysies pendant la convalescence, survenant lentement, progressivement.

Un autre trait qui caractérise les névrites périphériques de la coqueluche, c'est qu'elles sont rarement isolées. On rencontre rarement des monoplégies d'origine névritique. Il s'agit presque toujours de polynévrites. Dans les cas les plus simples, en effet, les deux membres inférieurs ont été atteints. Les lésions offrent ceci de particulier : c'est qu'elles sont bilatérales, et leur symétrie est constante, ce qui n'a pas lieu dans les autres paralysies. Ces polynévrites ont, de plus, une tendance à la généralisation ; débutant par les membres inférieurs, elles gagnent les membres supérieurs, les muscles du thorax, du dos et de l'abdomen, ceux du cou et de la nuque, atteignent aussi le voile du palais, le pharynx, le larynx, et même le diaphragme. Mais, et ceci est un caractère très important au point de vue du diagnostic différentiel entre les paralysies d'origine cérébrale et les névrites périphériques, la face est respectée ; on n'a pas observé de troubles des sphincters.

Les névrites de la coqueluche s'accompagnent le plus souvent de douleurs, douleurs localisées sur le trajet des nerfs frappés par le processus morbide (sciatique poplité externe, Obs. V) ; ce sont des polynévrites sensitivo-motrices.

Enfin, l'atrophie musculaire a été constatée, ce qui est un excellent signe d'altération des nerfs périphériques.

Dans les paralysies d'origine cérébrale, pas d'atrophie ; il n'existe pas non plus de modification des réactions électriques, tandis que nous en trouvons, à tous les degrés, dans les paralysies névritiques, où la réaction de dégénérescence elle-même a été observée.

Nous ne saurions passer sous silence les paralysies hystériques pouvant survenir au cours de toutes les infections, n'ayant point encore été signalées dans la coqueluche, association hystéro-organique depuis longtemps signalée par Charcot et rappelée dans les travaux de notre maître, M. le professeur Bézy, dans ses leçons et publications, traitant de l'hystérie chez l'enfant.

En résumé, la difficulté est seulement de différencier les paralysies névritiques et poliomyélitiques; les principaux symptômes connus sont, ainsi que nous l'avons dit : l'atrophie, la paralysie localisée, la réaction de dégénérescence. Les névrites ont, en propre, la douleur spontanée ou provoquée par la compression des troncs nerveux; tel est le signe essentiel qui permet de les distinguer des névrites d'origine médullaire.

# PRONOSTIC

———

D'après les observations que nous avons sous les yeux, nous pouvons dire que le pronostic des névrites périphériques de la coqueluche est sans gravité, d'une façon générale ; aucun cas de mort n'est signalé. Cependant, les cas dans lesquels les muscles du thorax furent frappés de paralysie, et qui se compliquèrent d'une affection intercurrente de l'appareil pulmonaire, sont faits pour nous rendre plus réservés, et nous devons considérer que, bien que dans ces cas la mort ne soit pas survenue, ces complications doivent être regardées comme très alarmantes, et les petits malades qui en étaient victimes se trouvaient dans un état très précaire.

Les névrites, en elles-mêmes, présentent un avenir moins sombre, et la plupart marchent vers la guérison ; toutes, cependant, n'ont pas cette terminaison heureuse, et il est des malades chez lesquels les phénomènes paralytiques se sont beaucoup atténués, sans toutefois atteindre à la guérison complète. Nous ne devons pas oublier, non plus, qu'il en est (Surmay, Obs. I) qui ont gardé toute leur vie leurs membres inférieurs impotents. L'application rationnelle de l'électrothérapie modifie considérablement la gravité du pronostic.

# ANATOMIE PATHOLOGIQUE

---

Il n'a jamais été pratiqué d'autopsie dans les cas de névrites périphériques de la coqueluche. Aussi, l'anatomie pathologique de cette affection n'existe-t-elle pas. On en est réduit à des hypothèses, et, grâce à ses analogies cliniques, on la compare aux troubles névritiques de la diphtérie, du saturnisme, de l'alcoolisme ou des autres maladies infectieuses dont nous avons déjà parlé plus haut, et, de là, on induit que dans les névrites de la coqueluche les altérations anatomiques sont les mêmes que dans les névrites qui compliquent ces autres affections.

---

# OBSERVATIONS

---

## OBSERVATION I

*Paralysie des membres inférieurs.*

(Surmay. *Arch. gén. de médecine,* 1865).

Au commencement de l'année 1865, Nelly B...,
enfant de cinq ans environ, eut une fièvre muqueuse
pour laquelle je la soignai. La maladie ne présenta
aucune complication ni accident; la fièvre, qui fut
aussi simple que possible, dura une trentaine de jours
et fut suivie d'une convalescence si simple et si facile
que je cessai de voir ma petite malade aussitôt que
la convalescence fut franchement établie. Quelque
temps après, je fus rappelé par les parents. Ils remar-
quaient que la petite fille se tenait mal sur les pieds,
je conseillai des moyens toniques et je priai qu'on me
tînt au courant de ce qui arriverait. On ne me donna
aucune nouvelle, et lorsque, six mois après, je fus de

nouveau appelé à soigner cette enfant, que la coqueluche, alors épidémique, avait atteinte, ni les parents, ni moi, nous ne songions à parler de cette faiblesse remarquée après la première maladie.

La coqueluche dura deux mois au moins, elle fut sans complication, mais l'enfant en sortit maigre et très affaiblie. C'est pendant la convalescence de cette seconde maladie que, de nouveau, on remarqua la démarche défectueuse de l'enfant. Je fus, encore une fois, appelé à y remédier. On me dit qu'avant la coqueluche, la marche était redevenue presque normale. Cette fois, l'affaiblissement était plus marqué qu'après la fièvre muqueuse ; les pieds restaient pendants, c'est à peine si l'enfant les relevait un peu quand on le lui demandait ; la petite fille marchait seule, mais sa démarche était mal assurée, les pieds ballants, la pointe des pieds rabotant la terre, et le poids du corps portant les pieds en dedans. Je constatai une paralysie presque complète des muscles releveurs et abducteurs des pieds et des muscles moteurs des orteils. Je conseillai des frictions excitantes et des bains sulfureux.

On ne fit que peu de chose, et, deux mois après, on me fit voir l'enfant, qui était toujours dans le même état. Je tentai l'électrisation. L'électricité ne fut appliquée que deux fois, à quelques jours d'intervalle, et ne produisit absolument rien ; les muscles paralysés ne se contractèrent pas. On ne me présenta plus l'enfant, et je fus longtemps sans avoir des nouvelles. J'appris, enfin, qu'on l'avait fait voir à un orthopédiste et qu'on lui avait fait porter un appareil, mais que la paralysie n'avait aucunement changé. Cette enfant habitant Ilam, je la rencontre assez souvent, non pas marchant, mais portée par sa bonne; elle ne porte plus son appareil depuis longtemps, et marche avec une extrême difficulté, les pieds s'appuient sur le sol par leur face externe, les faces plantaires regardent tout à fait en dedans, et l'enfant marche presque sur ses malléoles externes et trébuche à chaque pas.

## OBSERVATION II

*Polynévrite au cours d'une coqueluche.*

(Mœsius, *Centralb. für Nervenheilk.*, mars 1889, n° 5, p. 129.)

Oscar W..., trois ans, admis, le 23 novembre 1886, à la polyclinique médicale de l'Université de Leipzig, atteint de coqueluche intense avec vomissements, syncope. A la sixième semaine, l'enfant, depuis quelques jours, refuse de marcher; les genoux fléchissent dans la station debout; pas de douleurs; assis, l'enfant exécute tous les mouvements; réflexe patellaire à droite diminué, normal à gauche. L'excitabilité électrique nerveuse et musculaire est normale; la sensibilité n'est pas diminuée. L'enfant sort.

Le 13 décembre, l'enfant revient dans un état plus grave. Les membres inférieurs ont plus de force, mais la paralysie a frappé la moitié supérieure du corps. Les bras retombent mous et paraissent com-

plètement paralysés ; la mère affirme que, chez lui,
l'enfant se servait encore de ses bras. En réalité, l'enfant pressait bien les objets à la polyclinique, quand
il ne se croyait pas observé ; mais pourtant les mouvements des épaules, et surtout des abducteurs des
bras, sont diminués. Les muscles abdominaux et
dorsaux ne sont pas atteints. Les muscles cervicaux
sont entièrement inactifs, et la tête est entraînée en
avant par son poids, aussitôt qu'on essaie de la
redresser.

Finalement, le diaphragme est paralysé à son tour,
et pendant que la partie supérieure du thorax s'élargit à l'inspiration sous l'action des intercostaux,
l'épigastre, au contraire, s'enfonce. La voix de l'enfant
est devenue faible, selon la mère ; il peut boire et
manger, quoiqu'il avale de travers de temps en
temps. Pas d'atrophie, ni d'anesthésie. Le réflexe du
ventre est peu marqué, celui du crémaster normal
des deux côtés. Les réflexes tendineux des quatre
membres sont abolis. La mère affirme l'absence de
troubles de la vessie et du rectum.

Les jours suivants, l'état est le même, la respiration est pénible, la face cyanosée ; la bronchite est
plus intense. La toux devient impossible et s'accompagne de suffocation. L'enfant se nourrit peu. Dès le
17 décembre, une amélioration se produit. La tête
est bien maintenue par les muscles cervicaux ; à
l'inspiration, l'épigastre s'élargit ; la bronchite disparaît et la guérison s'établit peu à peu. En janvier,
l'enfant joue assis par terre. Quelque temps après, il
est ramené à la polyclinique ; il n'y a plus de paralysie, mais les réflexes tendineux sont encore abolis.

## OBSERVATION III

*Polynévrite aiguë généralisée, survenue au cours de la
coqueluche.*

(A. Moussous. Soc. Méd., Bordeaux, 12 mai 1891).

Enfant de dix-huit mois, toujours bien portant jusqu'à l'apparition de la coqueluche, particulièrement, pas de mal de gorge, pas de fièvre éruptive. Au cours de la coqueluche, le 10 février, accès de fièvre, trois crises convulsives. Le lendemain, paralysie des membres inférieurs incomplète ; l'enfant peut les lever, lorsqu'il est étendu, mais les mouvements paraissent pénibles, et ne s'effectuent que mollement ; sensibilité parfaite.

Le 11 février, la fièvre persiste, moins intense ; rien dans la gorge ; pas d'éruption ; faiblesse des bras.

Le 12 et le 13, les phénomènes paralytiques gagnent les muscles du tronc et de la nuque. Le 14, nasonnement de la voix et rejet par les narines des liquides ingérés. La fièvre est tombée.

Pendant la période d'extension, de généralisation des troubles de la motilité, il n'y a ni agitation insolite, ni cris exagérés traduisant de vives souffrances ; il n'y a pas de prostration, de somnolence, de vomissements ; l'intelligence paraît conservée ; les fonctions de la vessie et de l'intestin s'opèrent régulièrement.

5

Notre examen nous permet de vérifier la plupart des faits qui viennent de nous être rapportés. Les troubles moteurs des membres inférieurs et des membres supérieurs sont des plus nets ; lorsqu'on pique l'enfant, il retire son pied ou sa main, mais il est incapable de garder un objet dans ses doigts, de se tenir sur ses jambes. Les mouvements des articulations sont absolument libres ; il n'y a ni raideur musculaire, ni amyotrophie ; quant aux réflexes, on ne peut les explorer, en raison justement du caractère incomplet de la paralysie, qui laisse à l'enfant la possibilité de prendre des attitudes où cette exploration n'est pas praticable.

Lorsqu'on place l'enfant dans la position assise, sa taille s'affaisse, sa colonne vertébrale s'incline en avant ; si l'on ne soutient sa tête, celle-ci retombe sur la poitrine. Les muscles des gouttières vertébrales de la nuque participent à l'état de parésie des muscles des membres.

L'exploration de la gorge ne décèle aucun état inflammatoire, mais le voile du palais tombant semble porté en avant : la luette est grosse et pendante. On ne parvient par attouchement à aucune contraction réflexe du voile musculo-membraneux. Il n'y a pas de paralysie des muscles de la face. Nous faisons placer un vésicatoire le long de la colonne vertébrale, et prescrivons une potion au quinquina et à l'ergotine.

Le 26 février. — Même état, mais l'enfant respire difficilement : l'expiration est très prolongée. On entend des ronchus et des sibilances à l'auscultation. Ce fonctionnement respiratoire irrégulier paraît tenir à l'état de paralysie des muscles inspirateurs et expirateurs, le diaphragme, dont le jeu est parfaitement conservé, faisant à lui seul l'appel de l'air dans la cage thoracique. L'impotence des forces respiratoires est, du reste, très nettement décelée par la faiblesse de la voix, l'impossibilité où l'enfant est de crier, d'éteindre une bougie en soufflant.

Le 28 février. — Les troubles respiratoires sont des plus alarmants : l'expiration est très lente, la poitrine est encombrée de râles qu'on entend même à distance, le diaphragme reste pourtant régulier dans ses contractions. Il n'y a pas la moindre fièvre. Par moment, la face et les extrémités prennent une teinte cyanotique. Les battements du cœur sont réguliers.

Le 3 mars. — A notre grand étonnement, nous trouvons une attitude beaucoup plus correcte de la tête. L'enfant commence à se redresser, la respiration est plus facile, les aliments cessent d'être rejetés par les narines.

Le 10 mars. — L'amélioration est considérable ; il n'y a plus de toux, la respiration est régulière, on n'entend plus de râles à l'auscultation, la rectitude de la tête est parfaite, la voix et les cris sont normaux ; l'enfant essaie même de marcher lorsqu'on le soutient.

Le 15 avril. — On nous le ramène une dernière fois : la guérison est complète. Depuis quelques jours, il a retrouvé l'usage régulier, bien coordonné, de tous ses muscles. Rien dans son attitude, dans sa marche, dans ses gestes, ne trahit plus les troubles profonds de la motilité dont il était frappé.

Pendant le cours de la maladie, le 10 mars, nous avons adressé le petit malade au service électrothérapique de l'hôpital Saint-André. On y constata, d'après la note écrite qui nous fut remise, une diminution très marquée de l'excitabilité faradique pour tous les muscles atteints de paralysie; certains d'entre eux étaient même presque inexcitables (triceps fémoral, péroniers latéraux, extenseurs des orteils). Avec cette diminution ou perte de l'excitabilité faradique, diminution aux courants galvaniques, pas de réaction de dégénérescence.

## OBSERVATION IV

*Polynévrite, suite de coqueluche.*

(Par M. Guinon, Société médicale des hôpitaux de Paris, séance du 12 juillet 1901).

Une fillette de cinq ans, Madeleine L..., m'est conduite à l'hôpital, parce qu'elle se plaint de douleurs de jambes auxquelles la mère attribue la faiblesse de l'enfant.

Elle est incapable de se tenir debout.

Elle est petite comme un enfant de trois ans; elle est maigre et pâle, rachitique, car elle a le chapelet costal et le sternum saillants, le thorax évasé à sa base, le crâne un peu élargi, le ventre gros et mou.

Elle se présente dans le décubitus dorsal; elle reste ainsi absolument inerte, et, si on l'engage à se mouvoir, elle n'arrive à soulever que les avant-bras. On reconnaît immédiatement qu'elle est atteinte d'une paralysie très étendue.

Les membres inférieurs qui attirent d'abord mon attention sont immobiles : quand on les touche au niveau des cuisses, et surtout si on presse l'os, on provoque une vive douleur ; la flexion provoquée du tronc en avant paraît aussi douloureuse, sans qu'on puisse déterminer avec précision quelle est la partie douloureuse : ce sont probablement les muscles de la cuisse et la fesse. En effet, on meut facilement toutes les jointures, hanches et genoux, des deux côtés.

Les réflexes patellaires sont abolis des deux côtés.

Les réflexes plantaires sont seulement diminués, surtout à droite.

L'impotence des membres inférieurs n'est donc pas absolue, bien que tout mouvement volontaire ait disparu.

Le tronc est immobile, comme les jambes ; l'enfant ne peut ni se tourner sur le côté, ni s'asseoir.

Même immobilité de la tête, qui retombe en avant quand on assied l'enfant.

Le gros volume du ventre paraît dû, en partie, à la paralysie des muscles pariétaux.

De même, la paralysie des muscles intercostaux se manifeste par la suractivité du diaphragme et le type respiratoire ; le thorax se dilate énormément, et presque uniquement par en bas, au moment de l'inspiration.

Cependant, il n'y a pas d'oppression quand l'enfant est au calme.

Les membres supérieurs sont faibles, mais ont tous leurs mouvements. La face est respectée.

Les yeux paraissent intacts. Ni strabisme, ni modifications papillaires.

La langue est animée d'un tremblement fibrillaire, la pointe légèrement déviée à gauche.

La déglutition se fait bien ; le voile du palais paraît intact.

L'état du cerveau paraît bon ; l'enfant pleure quand on l'examine trop longuement ou quand on touche ses cuisses, ou quand on la fait asseoir, ce qui paraît douloureux, mais elle se prête bien à l'examen ; elle a eu de l'agitation nocturne et même du délire avant son entrée ; depuis, elle est plutôt déprimée. Elle n'a pas de fièvre ; à part la douleur que je viens de signaler, il n'y a aucun trouble de sensibilité.

Le cœur est normal.

L'enfant tousse beaucoup ; je constate, au sommet droit, en arrière, de la sensibilité et de la rudesse respiratoire.

Constipation, depuis plusieurs jours, qui semble en rapport avec l'inertie des muscles abdominaux.

Il s'agit donc là d'une paralysie du cou, du tronc et des membres inférieurs.

Quelle est la cause de ce syndrome? La première hypothèse qui vient à l'esprit est celle d'une diphtérie récente. La mère n'a rien observé de pareil.

En revanche, l'enfant a toussé beaucoup depuis quelque temps ; ses quintes de toux ont été accompagnées de crachats épais et verdâtres ; elles ont même provoqué des vomissements à plusieurs reprises ; enfin, la veille de l'entrée à l'hôpital, l'enfant a craché du sang.

Il ne semble pas discutable que cette enfant ait eu la coqueluche.

Comme maladie antérieure, on me signale une scarlatine (?) l'année dernière et des atteintes répétées d'impétigo dont elle présente de vastes cicatrices à la tête, de même que des brûlures dont la cicatrice se voit aux jambes.

Pendant quelques jours, l'état se modifie peu.

Le 29 mars, la température s'étant élevée, on constate une congestion pulmonaire gauche, souffle, bronchophonie et râles sous-crépitants de la moitié inférieure en arrière, skodisme sous-claviculaire.

Le 1ᵉʳ avril, on constate un léger retour de la motilité ; l'enfant peut fléchir le pied sur la jambe, la jambe sur la cuisse, et la cuisse sur l'abdomen, cela aussi bien à droite qu'à gauche, mais avec une grande lenteur ; elle peut aussi imprimer une légère rotation aux deux membres ; elle maintient assez bien sa tête ; les réflexes sont toujours abolis. Le strabisme est plus marqué du côté droit.

Le 13 avril, on constate encore le souffle congestif du poumon gauche.

Le 17 avril, le strabisme diminue, et, parallèlement, toutes les paralysies s'atténuent ; les réflexes reparaissent un peu.

Le 30 avril, érythème noueux des jambes, qui disparaît en cinq jours, pour faire place à un érythème scarlatineux.

La scarlatine, bien caractérisée le 6 mai, est compliquée, le 7, d'angine membraneuse à bacille de Lœffler et cocci associés, traitée par l'injection de 20 centimètres cubes de sérum antidiphtérique.

Malgré ces assauts successifs, l'enfant se maintient assez bien ; quand elle revient du service d'isolement, elle ne conserve de sa paralysie que l'attitude en extension des pieds, causée par la pression des couvertures.

Elle a repris tous ses mouvements ; elle n'urine plus au lit, mais elle ne peut se tenir debout que maintenue sous les bras.

Le ventre est toujours gros et le foie volumineux. La circulation est peu active, car l'enfant est un peu cyanosée.

### Examen électrique par M. Huet.

#### MEMBRES INFÉRIEURS

*Dans le membre inférieur gauche*, on constate de la réaction partielle de dégénérescence dans tout le domaine du nerf sciatique poplité externe.

On ne trouve dans les muscles postérieurs de la jambe que de la diminution simple de l'excitabilité électrique sans modifications qualitatives.

A la cuisse, la diminution de l'excitabilité est assez prononcée dans le vaste interne ; elle ne s'accompagne pas de modifications qualitatives.

Dans le vaste externe, l'excitabilité électrique est moins diminuée ; elle ne présente pas également de modifications qualitatives.

Voici, d'ailleurs, l'examen électrique détaillé fait *sur le membre inférieur gauche.*

*Nerf sciatique poplité externe : C. faradique.* — Minimum de l'excitabilité à 100 millimètres. Contractions dans tous les muscles innervés par ce nerf, assez bonnes en amplitude.

*C. galvanique.* — Excitabilité un peu diminuée; minimum de l'excitation à 6 Ma ; NFC > PFC et contractions vives.

*Jambier antérieur : C. faradique.* — Contraction minima à 100 millimètres, assez faible.

*C. galvanique.* — 1ᵉ NFC à 4 Ma 5 ; 1ᵉ PFC à 3 Ma ; NFC < PFC et contractions assez lentes.

*Extenseur commun des orteils : C. faradique.* — Contraction minima à 98 millimètres.

*C. galvanique.* — 1ᵉ NFC à 7 M; 1ᵉ PFC à 5 Ma ; NFC < PFC et contractions assez lentes.

*Long péronier : C. faradique.* — Contraction minima à 98 millimètres.

*C. galvanique.* — 1ᵉ PFC à 4 Ma 5; NFC > PFC et contractions assez lentes.

*Pédieux : C. faradique.* — Contraction minima paraît exister à 85 millimètres.

*C. galvanique.* — L'excitabilité directe de ce muscle ne peut guère être constatée, en raison de l'hyperexcitabilité longitudinale de l'extenseur commun des orteils.

*L'excitabilité longitudinale* des muscles antéro-externes de la jambe est, en effet, augmentée : lorsque l'électrode est placée à la face antérieure de la jambe, au-dessus de l'articulation tibio-tarsienne, on obtient, dans les muscles antéro-externes, les premières contractions galvaniques à 2 Ma 5 ; ces contractions sont assez lentes et plus fortes à NF, comme il est de règle en pareil cas.

*Jumeau externe : C. faradique.* — Contraction minima à 100 millimètres.

*C. galvanique.* — 1ᵉ NFC à 7 Ma. Contraction assez vive, mais faible, et NFC > PFC.

*Jumeau interne : C. faradique.* — Contraction minima à 102 millimètres.

*C. galvanique.* — 1ᵉ NFC à 8 Ma. Contraction assez vive, mais faible, et NFC > PFC.

L'excitabilité longitudinale de ces muscles ne paraît pas augmentée.

*Vaste interne : C. faradique.* — Contraction minima à 90 millimètres, contractions très faibles.

*C. galvanique.* — 1ᵉ NFC à 12 Ma. Contraction assez vive, mais très affaiblie ; NFC > PFC.

*Vaste externe : C. faradique.* — Contraction minima à 110 millimètres, contractions assez bonnes.

*C. galvanique.* — 1ᵉ NFC à 6 Ma. Contraction assez vive et assez forte ; NFC > PFC.

*Dans le membre inférieur droit,* les réactions électriques sont sensiblement les mêmes qu'à gauche.

Réaction partielle de dégénérescence dans les muscles antéro-externes de la jambe.

Diminution simple de l'excitabilité électrique, sans modifications qualitatives, dans le vaste interne et le vaste externe. De ce côté, l'excitabilité paraît notablement plus diminuée dans le vaste externe que du côté gauche.

*Membre supérieur gauche.* — Dans tous les muscles examinés (muscles des éminences thénar et hypothénar, muscles antérieurs et postérieurs de l'avant-bras, biceps, triceps et deltoïde), on ne constate pas de réaction de dégénérescence, mais seulement de la diminution simple de l'excitabilité faradique et galvanique. Cette diminution est plus accusée au courant galvanique qu'au courant faradique ; elle est notamment assez accentuée dans le biceps.

---

## OBSERVATION V

*Polynévrite suite de coqueluche.*

(Moussous. Mars 1904, Congrès français de Médecine).

Jean P..., âgé de deux ans et demi, est amené à notre consultation de l'hôpital des enfants, le 8 mars 1904, parce qu'il ne peut se tenir sur ses jambes.

*Antécédents héréditaires et personnels.* — On n'a pas de renseignements précis sur le père.

La mère, bien portante, a eu trois fausses couches, l'une de deux ou trois mois, la seconde de six mois, la troisième de sept mois. Elle a deux autres enfants venus à terme et en bonne santé, dont l'une est une jumelle du petit malade. Tandis que l'accouchement

s'est fait dans de bonnes conditions .pour celle-ci
(elle pesait 5 livres à la naissance), il n'en a pas été
de même pour son frère jumeau : accouché le second,
il arriva à demi-asphyxié, et il fallut près d'une
heure pour le rappeler à la vie. Il pesait six livres.
Nourri à une alimentation mixte, il s'est développé
d'une façon à peu près normale ; il a marché vers
dix-sept mois et a commencé à parler vers dix-huit
mois. Les progrès ont été assez lents : à deux ans,
la marche était encore mal assurée, et il tombait
fréquemment. A cet âge-là, il prononçait distincte-
ment les mots : papa, maman, lait, pain, viande,
soupe ; d'autres étaient un peu estropiés ; ainsi, pour
dire : « Grand'mère, regarde comme je saute ! », il
disait : « Gamère, agade y saute moi ! » ; il n'a jamais
eu de convulsions, ni de perte de connaissance.

*Histoire de la maladie.* — A la fin de décembre 1903,
les deux enfants jumeaux contractèrent la coqueluche. Au cours de cette coqueluche, dans les pre-
miers jours de février, le petit Jean, à la suite d'une
quinte violente, est pris de convulsions ; il demeure
raide pendant cinq minutes ; les dents sont crochc-
tées, la tête renversée en arrière, les yeux fixes, tournés en haut ; la bave s'écoule de la bouche et les
extrémités des membres sont retournées en dehors.
L'enfant revient à lui, mais depuis ce moment, il n'a
plus parlé ; la démarche, déjà incertaine, est devenue
à partir de ce jour de plus en plus difficile, à tel
point que l'enfant en est arrivé à ne plus se tenir
debout ; les mouvements de ses membres supérieurs
se montrent également mal assurés, alors qu'ils ne
l'étaient point auparavant.

Enfin, la mère nous a dit que son enfant, qui lui donnait fort bien un baiser, ne peut plus l'embrasser depuis. Il n'a jamais eu de gêne de la déglutition, et les liquides n'ont jamais reflué par le nez.

L'enfant, examiné rapidement ce jour-là, présente effectivement des mouvements indécis dans les membres inférieurs et supérieurs. Les réflexes rotuliens, recherchés avec soin, existent nettement, plutôt vifs.

L'état de l'enfant ne s'améliorant pas, il est laissé à l'hôpital, où il entre à la salle 23, le 21 mars.

Voici l'état actuel à la date du 24 mars : L'enfant, étendu dans le décubitus horizontal, frappe par son amaigrissement considérable. Cet amaigrissement contraste avec la tête, qui est volumineuse, et dont la circonférence maxima égale 49 centimètres. La fontanelle antérieure, non fermée, mesure de 1 centimètre et demi à 2 centimètres dans ses diamètres. Léger strabisme convergent, intermittent, mais qui a toujours existé. Les pupilles sont égales et réagissent à l'accommodation et à la lumière. La figure est très amaigrie, mais on ne constate aucune asymétrie de la face. Les muscles de la joue, des lèvres, du nez, se contractent bien, mais avec un peu plus de lenteur que normalement.

L'enfant tire facilement sa langue hors de la bouche et la meut dans tous les sens. Pas de troubles de la déglutition.

Les muscles du cou sont très affaiblis : il est à peu près impossible à l'enfant d'exécuter des mouvements de négation, d'affirmation, de renversement de la tête en arrière. Dès qu'on l'asseoit sur son lit, acte qu'il ne peut accomplir seul, la tête se penche en avant, va à droite, à gauche, tombe sur sa poitrine comme une masse trop lourde.

Le thorax, étroit au sommet, large à la base, présente latéralement un léger chapelet rachitique ; il paraît soulevé régulièrement à chaque contraction diaphragmatique. L'abdomen est rétracté ; les réflexes supérieur et inférieur en sont diminués des deux côtés.

La percussion de la colonne vertébrale ne révèle aucun point douloureux.

Les membres supérieurs sont très amaigris, les mouvements sont faibles et indécis : quand on présente un gâteau à l'enfant, il élève péniblement les bras au-dessus du lit, et ses mains planent en zigzag au-devant de l'objet pour le saisir ; il le tient d'ailleurs maladroitement, car la force musculaire est très diminuée.

Les avant-bras et surtout les mains présentent des troubles vaso-moteurs accentués : ils sont plus rouges qu'à l'état normal et deviennent rapidement violacés dès qu'ils sont en dehors des couvertures. La sensibilité est conservée ; les réflexes sont diminués.

Les membres inférieurs présentent des extrémités volumineuses ; les crêtes tibiales sont légèrement courbes et laissent entre elles un espace ovalaire ; l'enfant élève ses membres au-dessus du plan du lit avec une très grande difficulté ; ils décrivent dans l'air des mouvements irréguliers, ressemblant absolument à des mouvements ataxiques.

Leur amaigrissement est considérable ; les réflexes rotulien et achilléen sont abolis des deux côtés ; les réflexes plantaires sont également abolis. La sensibilité paraît conservée. Troubles vaso-moteurs au niveau des pieds, qui deviennent rapidement violacés.

Il est impossible à l'enfant de se mettre seul sur son séant ; il ne peut davantage se maintenir seul dans cette position. Les mouvements latéraux du tronc sont très diminués. La station debout et la marche sont impossibles.

Tube digestif en bon état. L'enfant, non encore réglé, urine et défèque, sous lui, comme avant sa crise convulsive.

Les appareils circulatoire et respiratoire sont normaux. Pas de paralysie du diaphragme.

Il est impossible de faire dire un seul mot à l'enfant ; il entend parfaitement et rit volontiers, mais aucun son articulé ne sort de sa bouche.

*L'examen électrique*, pratiqué à cette date par le Docteur Dedébat, indique :

Réactions normales aux divers courants pour les muscles de la face.

Conservation de EF pour tous les muscles du corps, sans diminution pour aucun muscle.

Au courant galvanique :

Membres supérieurs : réactions normales, sauf pour les fléchisseurs des doigts et tous les muscles de la main, qui donnent les réactions de dégénérescence, inversion de la formule et lenteur considérable de la secousse. Les réactions sont parfaitement symétriques.

Membres inférieurs : égalité des secousses pour le jambier antérieur. Réactions de dégénérescence pour les extenseurs des orteils.

Réactions normales pour les autres muscles.

Symétrie des réactions aux membres inférieurs comme aux supérieurs.

L'enfant est soumis au traitement par les bains salés : un bain par jour ; il prend, à l'intérieur, la liqueur de Fowler.

Le 21 avril, il peut soulever sa tête plus facilement ; les réflexes rotuliens commencent à réapparaître, mais sont inconstants ; les achilléens existent, également inconstants. La parole n'est pas encore revenue.

Continuation du même traitement pendant les mois de mai et juin. L'état demeure à peu près stationnaire. L'enfant ne parle pas encore. Il a fréquemment des mouvements de colère.

Le 7 juillet, la sœur et l'infirmière du service affirment avoir entendu l'enfant crier : « Papa, à boire. » Ce sont ses premières paroles depuis sa crise convulsive. Son caractère continue à être capricieux ; il a très souvent, dans la journée, des colères où il devient rouge, pousse des cris.

L'amélioration générale devient de plus en plus évidente en août et septembre. Il parle de mieux en mieux. Continuation des bains salés.

*Etat actuel* (12-13 octobre 1904). — L'enfant reste assis sur son lit. Il a beaucoup engraissé ; il est gai et s'amuse toute la journée.

*Tête.* — La tête est toujours volumineuse. Tour : 49 centimètres. La fontanelle n'est pas fermée : 1 centimètre et demi de diamètre environ dans les deux sens. Les muscles frontaux se contractent bien. Léger strabisme convergent.

Les pupilles sont égales et réagissent à l'accommo-

dation et à la lumière. La force des paupières est égale
des deux côtés. Pas d'asymétrie de la face ; les muscles de la joue, des lèvres et du menton jouent parfaitement dans les divers actes de la mimique. Dentition
en très bon état. Pas de troubles moteurs du côté de
la langue. Réflexe pharyngien conservé. Le voile du
palais se contracte parfaitement.

Les mouvements du cou, mouvements d'affirmation, de négation, etc., sont bien revenus.

*Thorax.* — Le thorax bombé paraît large par rapport au ventre, qui est plus étroit et affaissé. Le thorax et l'abdomen dessinent une forme d'hexagone,
dont la grande largeur, correspondant à la base thoracique, égale 17 centimètres, tandis que la limite
supérieure, correspondant au sommet du thorax,
égale 15 centimètres, et que la limite inférieure correspondant à la ligne abdominale inférieure, égale
14 centimètres. Le creux épigastrique se soulève
régulièrement à chaque inspiration. Le ventre est
souple, non douloureux à la pression. Le foie ne
dépasse pas de plus de 2 centimètres le rebord des
fausses côtes.

Les réflexes abdominaux, supérieurs et inférieurs,
sont égaux des deux côtés et vifs. Réflexe crémasté-
rien conservé. La recherche de ce réflexe, surtout à
gauche, provoque l'apparition du réflexe abdominal
inférieur.

*Membres supérieurs.* — Les masses musculaires
des avant-bras sont plus fermes qu'elles n'étaient à
l'examen de mars. L'amaigrissement est beaucoup
moins marqué. La résistance musculaire, aussi bien

d'un côté que de l'autre, est normale pour l'âge de l'enfant. Il peut exécuter tous les mouvements, mais on remarque une certaine hésitation pour s'emparer des objets; il ne plane pas autant qu'autrefois au-dessus d'eux avant de les attraper, mais les mains oscillent légèrement de droite à gauche deux ou trois fois avant de les saisir. La sensibilité est conservée; l'enfant réagit à la piqûre bien plus vivement qu'en mars. Les troubles vaso-moteurs qui existaient ont disparu; les mains et les avant-bras n'ont pas le teint rouge-violacé qu'ils avaient au début. Les réflexes musculaires paraissent conservés, les osseux aussi; mais les réflexes tendineux sont difficiles à rechercher; ils paraissent nuls. Le sens musculaire (reconnaissance des objets en particulier) ne peut être recherché, vu l'âge de l'enfant et le développement de son intelligence.

Les muscles du bassin ont à peu près leur force normale; Jean ne peut pas encore s'asseoir tout seul sur son lit, mais il suffit d'une aide très faible pour qu'il y arrive, et il s'y maintient. Les mouvements latéraux du tronc (pour se tourner à droite et à gauche) s'exécutent assez facilement.

*Membres inférieurs.* — Les masses musculaires de la cuisse et de la jambe sont encore molles, mais sont beaucoup plus volumineuses qu'à l'examen de mars. Les membres étant dans le décubitus horizontal, les pieds sont nettement tombants; ceux-ci cependant peuvent exécuter des mouvements de relèvement des plus nets. Lorsqu'on dit à l'enfant de lever les pieds au-dessus du lit, pour atteindre un objet, ils exécutent une série de mouvements d'oscillation qui ressemblent encore à des mouvements d'ataxie, mais ils sont beaucoup moins désordonnés qu'en mars.

La résistance musculaire est bien plus marquée qu'il y a quelques mois. Réflexes rotuliens conservés. Réflexes plantaires : planti-digital, diminué; les orteils, surtout le gros orteil, se placent tantôt en extension, tantôt en flexion ; planti-tibial, moyennement vif ; planti-crural, faible.

*Station debout et marche*. — L'enfant peut se tenir debout, quand il s'accroche à un appui à portée de sa main. Il ne peut marcher tout seul. Il lance ses pieds à droite et à gauche ; les mouvements sont indécis, titubants. Au moment où le talon quitte le sol, le pied tombe légèrement en avant, et c'est la pointe du pied qui revient toucher le sol en premier lieu.

L'ouïe est parfaitement conservée. La vue également. Le goût et l'odorat aussi.

Appareil respiratoire normal. Respiration = 27.

Appareil circulatoire normal. Pouls = 104.

Appareil digestif en bon état. L'enfant n'est pas encore réglé en ce qui concerne la miction et la défécation.

Les crises de colère, qui existaient très fréquemment, il y a un mois et demi, ont beaucoup diminué d'intensité et de fréquence. Sommeil calme et paisible.

Au point de vue de la parole, l'amélioration est de plus en plus nette. Jean répète assez facilement les mots qu'on lui apprend : il demande à boire, du pain, des gâteaux, etc.

L'examen complet de l'œil, fait par M. le professeur Lagrange, est négatif.

L'examen électrique, pratiqué avec soin par le Docteur Dedébat, indique que les réactions au courant galvanique sont revenues normales pour tous les muscles du corps sans exception.

Il a été également pratiqué, ce jour-là, une ponction lombaire qui a permis de retirer, sous pression moyenne, 5 centimètres cubes environ d'un liquide clair comme de l'eau de roche, dont l'examen cytologique est demeuré négatif.

---

## OBSERVATION VI

*Paralysie d'origine névritique.*

(Observation due à l'obligeance de M. le Docteur Sorel, août 1905).

Gabrielle X..., deux ans et demi.

Au mois d'août 1905, cette enfant, étant atteinte de coqueluche depuis trois mois environ, se trouvant à la période de décroissance de la maladie, a éprouvé une vive douleur dans tout le membre inférieur droit, au point que tout frôlement du membre était insupportable. La douleur a duré quelques jours, huit jours environ ; les phénomènes sensitifs se sont calmés, mais le membre était paralysé. On ne peut dire si des accidents fébriles ont accompagné ce début de paralysie douloureuse ; la mère le croit, mais aucun médecin n'y a assisté.

M. le Docteur Ancian nous a conduit cette enfant,

le 25 octobre dernier, nous mettant au courant d'un antécédent très curieux : la sœur aînée de la malade, qui a aujourd'hui dix ans et que l'on nous a fait voir, présente une paralysie spinale grave de l'enfance, à forme paraplégique entraînant le membre dit « de polichinelle »; il s'agit, dans ce cas, d'une poliomyélite certaine. Les autres antécédents collatéraux ou personnels de l'enfant ne sont pas à retenir.

Ainsi, paralysie douloureuse du membre inférieur droit, chez une petite malade dont la sœur est atteinte de paralysie infantile ancienne. Cette paralysie, douloureuse au début, s'est compliquée ultérieurement d'atrophie musculaire notable.

Lors de notre premier examen, nous constatons une parésie portant principalement sur l'extenseur commun et les péroniers; le triceps fémoral est moins atteint, mais n'est pas indemne, car il est le siège d'une certaine atrophie. Le membre est inerte, et, quand on le soulève, retombe lourdement sur le plan du lit; les muscles sont flasques et atrophiés. La pression des troncs nerveux et, en particulier, du sciatique poplité externe paraît un peu douloureuse, mais c'est là un point difficile à constater, l'enfant pleurant facilement. Les réflexes tendineux sont diminués.

La maladie n'a cessé de s'améliorer du jour où M. le docteur Ancian et nous-même l'avons traitée; l'atrophie est moindre et la marche presque correcte.

L'examen électrique a révélé, à l'arrivée au service d'électrothérapie, la suppression de l'excitabilité faradique de l'extenseur commun et des péroniers droits; la contraction galvanique indiquant une égalité de contraction aux deux pôles, cette contraction lente à l'extenseur; caractères de D R partielle.

Il s'agit, en résumé, d'une polynévrite sensitivo-motrice du membre inférieur droit, survenue au cours de la coqueluche.

# TRAITEMENT

I. *Traitement causal.* — Il faut agir sur la coqueluche par les moyens limités dont dispose la Clinique : antiseptiques bronchiques, antispasmodiques, ozonothérapie, qui est le meilleur mode thérapeutique qu'on connaisse actuellement et que le médecin électricien peut seul appliquer, vu l'installation que ce mode de traitement suppose. Les courants alternatifs de haute fréquence permettent, par divers dispositifs que Bordier a fait connaître et dont nous avons vu une heureuse application au service d'électrothérapie de la Faculté, d'obtenir le plus facilement ce gaz dont la valeur thérapeutique, jadis très incertaine, sera bientôt mieux connue.

II. *Traitement direct.* — On devra agir sur les névrites par la strychnine indiquée dans le traitement des polynévrites, en général, et dont l'em-

ploi devra être ici beaucoup plus réservé, puis-
qu'il s'agit, la plupart du temps, d'enfants. C'est
l'électrothérapie proprement dite qui constituera
la base de la thérapeutique. Nous ne voulons pas
faire encore le procès de ces appareils primitifs
autant qu'imparfaits, produisant du courant faradique, dont l'application est loin d'être inoffen-
sive ; nous estimons que l'électricité doit être ma-
niée par des médecins prudents et expérimentés.

Contre la paralysie et l'atrophie musculaire, le
traitement électrique est le même, quel que soit
le nerf atteint et la cause de la névrite. Il faut
agir sur le nerf pour hâter les processus de régé-
nération, exciter les muscles pour s'opposer à
leur atrophie, en se rappelant qu'une excitation
trop intense, trop prolongée d'un muscle dont le
nerf moteur est dégénéré, l'épuise rapidement et
risque de l'atrophier encore plus.

Aussitôt après le début des phénomènes paralytiques, on soumettra le nerf, ainsi que le territoire musculaire qui en dépend, à la galvanisation
continue. L'intensité du courant sera moyenne,
c'est-à-dire, pour les membres, de 10 à 15 mA.
La durée des séances, leur fréquence, ne saurait
être déterminée par des règles précises. Après la
galvanisation continue, on pourra, si la réaction
de dégénérescence n'est pas trop marquée et permet les contractions galvaniques, user, durant
quelques minutes, de ce mode de traitement.

Enfin, si les muscles ne présentent qu'une di-

minution de leur excitabilité faradique, de telle
sorte qu'un courant faradique rythmé, supporta-
ble sans la moindre douleur, détermine une contraction franche dans les muscles paralysés, soit
dès le début, soit au cours de l'amélioration de la
névrite, on s'adressera à ce mode d'électrisation. Le médecin avisé surveillera attentivement
les muscles qui se contractent, de façon à ne pas
aggraver la situation en favorisant la contraction
de muscles antagonistes.

On peut aussi exciter la contractilité musculaire par les étincelles statiques, avec un excita-
teur médiat, pendant cinq minutes environ, pour
un territoire nerveux. On s'est enfin bien trouvé,
dans certains cas, des courants de haute fréquence appliqués directement : petit solénoïde,
avec une extrémité reliée à une plaque d'étain sur
les muscles paralysés ; intensité = 400 à 500 mA ;
durée : 10 minutes.

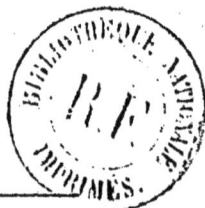

# CONCLUSIONS

1° La coqueluche, maladie infectieuse, peut se compliquer de paralysies névritiques.

2° L'étiologie de ces névrites est celle des polynévrites toxi-infectieuses en général.

3° La symptomatologie est aussi celle des polynévrites, mais quelques particularités nous ont frappé, que nous avons signalées.

4° Le diagnostic est à faire avec les autres formes de paralysies de la coqueluche (cérébrales, médullaires).

5° Le traitement électrothérapique a donné, dans tous les cas observés, de bons résultats.

# INDEX BIBLIOGRAPHIQUE

---

CHARCOT et BOUCHARD. — Traité de médecine.

DUMÉNIL. — Paralysie périphérique du mouvement et du sentiment portant sur les quatre membres, atrophie des rameaux nerveux des parties paralysées. Rouen, 1864.

— Contribution pour servir à l'histoire des paralysies périphériques, et spécialement de la névrite, 1866.

GRANCHER et MARFAN. — Traité des maladies de l'enfance.

GROS. — Contribution à l'histoire des névrites (Thèse de Lyon, 1879).

GUINON. — Polynévrite suite de coqueluche. (Soc. méd. hôp. de Paris, 12 juillet 1901).

HORVENO. — Les paralysies dans la coqueluche (Thèse de Paris, 1899).

Joffroy. — De la névrite parenchymateuse spontanée, généralisée ou partielle, 1879.

Lancereaux. — Atlas d'anatomie pathologique, 1870.

Leyden. — Ueber Poliomyelitis und Neuritis (Zeitschr. für Klin. Méd., I, 1879).

Mœbius. — Polynévrite au cours d'une coqueluche (Centralb. für Nervenheilk., mars 1889, n° 5, p. 129).

Moussous. — Polynévrite aiguë généralisée, survenue au cours de la coqueluche (Soc. méd. de Bordeaux, 1891).

Moussous et Cruchet. — Sur une forme clinique des paralysies de la coqueluche (Congrès français de médecine de 1904).

Raymond. — Maladies du système nerveux.

Sorel. — Des paralysies de la coqueluche (Société de médecine de Toulouse, 1905).

Surmay. — Paralysie des membres inférieurs (Archives générales de Médecine, 1865).

Valentin. — Les paralysies de la coqueluche (Thèse de Paris, 1901).

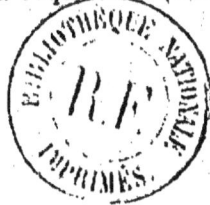

Toulouse. — Imp. J. Fournier, boulev. Carnot, 64.

www.ingramcontent.com/pod-product-compliance
Lightning Source LLC
Chambersburg PA
CBHW050603210326
41521CB00008B/1098